天草炭鉱・石炭じん肺の闘い

西日本石炭じん肺訴訟原告団・弁護団◉編
[特別寄稿] 北岡秀郎

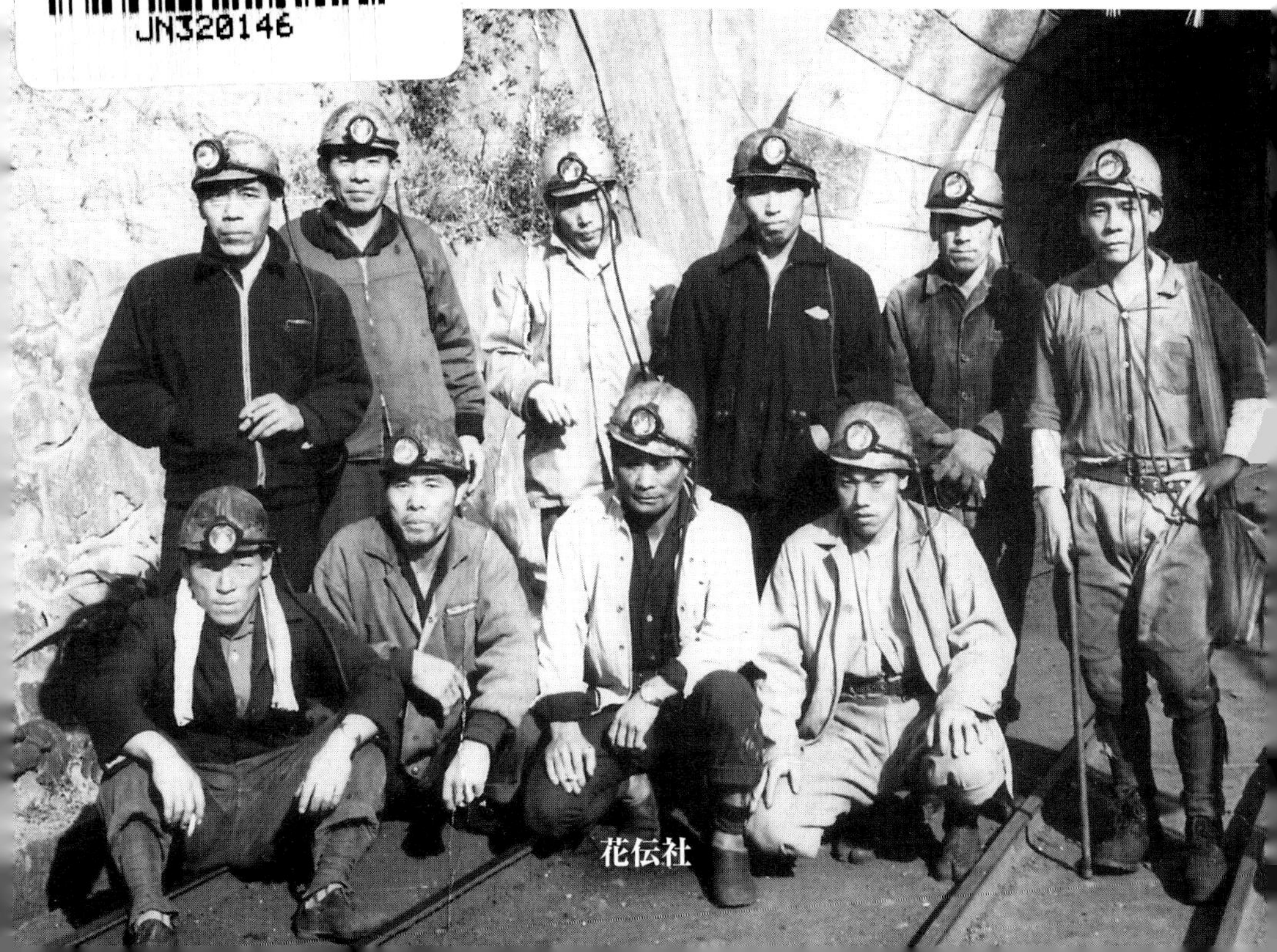

花伝社

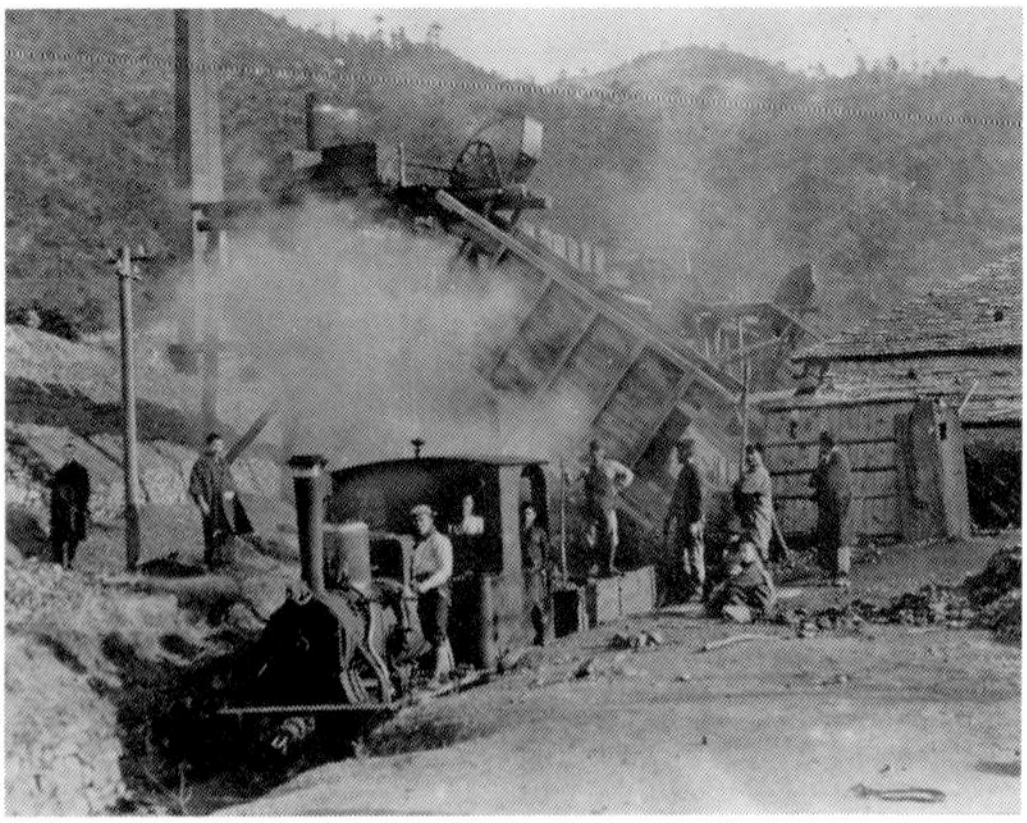

明治後期、日本練炭（株）志岐《しき》炭鉱送炭用蒸気機関車（苓北町郷土資料館提供）

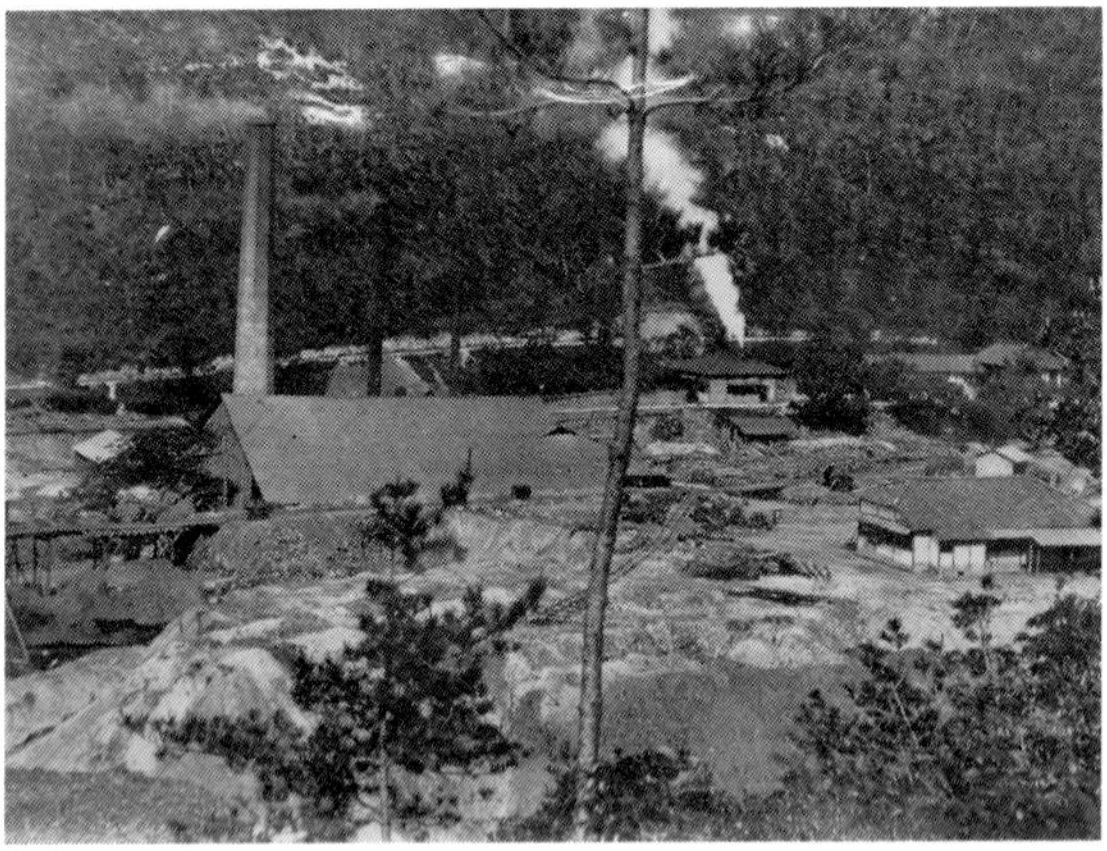

明治後期、日本練炭（株）志岐《しき》炭鉱桝の水坑口及び汽缶場付近（苓北町郷土資料館提供）

圧、隠れキリシタンの存在がエキゾチックな様相をかもし出していて史跡も多いのです。いまでも他の地域に比べるとキリスト教徒は多い地域です。

　そのように歴史と風光を売りにする観光地としての天草が知られているところですが、かつて炭鉱の島としての一時期がありました。

石炭の発見と初期の炭鉱

　天草の石炭の発見については、もとより正確な記録はありません。多くの炭鉱で露頭炭に火が移って「燃える石」が発見されたように、天草でも似たような経緯で地元住民によって発見されたのでしょう。そして長い間、発見者の周囲でわ

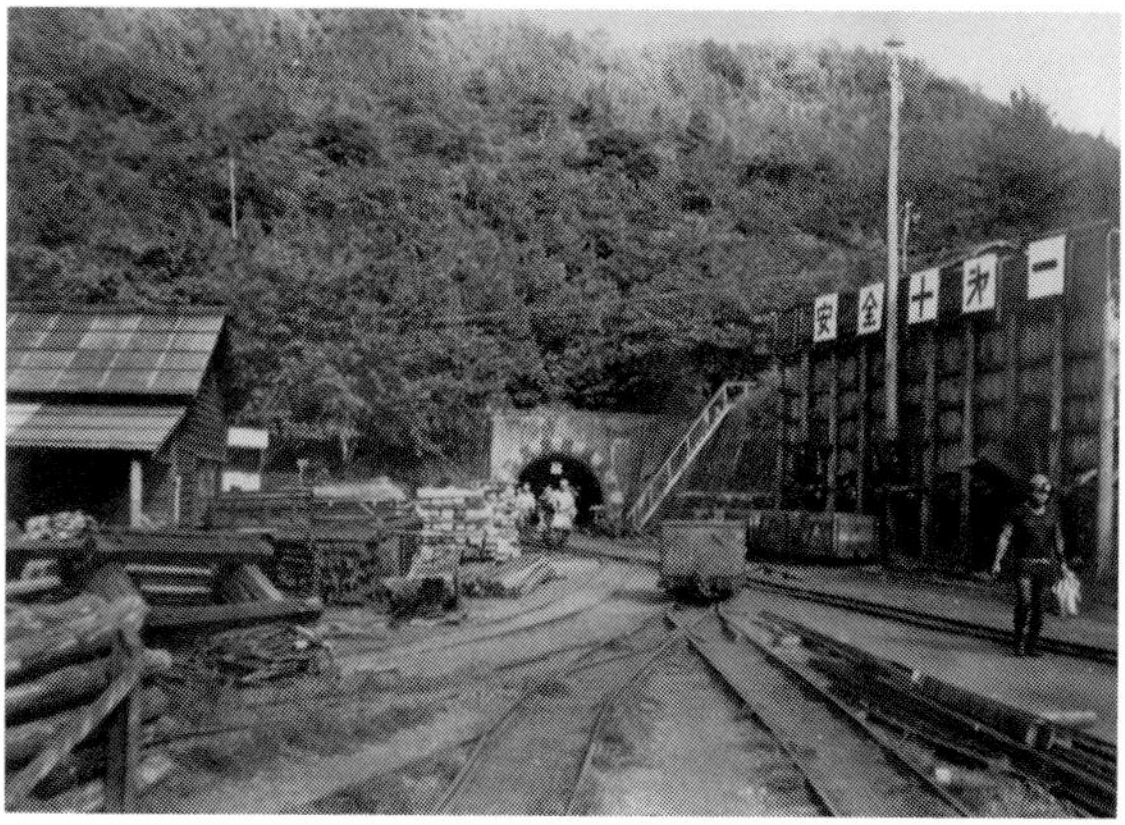

昭和46年、久恒鉱業（株）志岐《しき》炭鉱牛の迫坑口広場（苓北町郷土資料館提供）

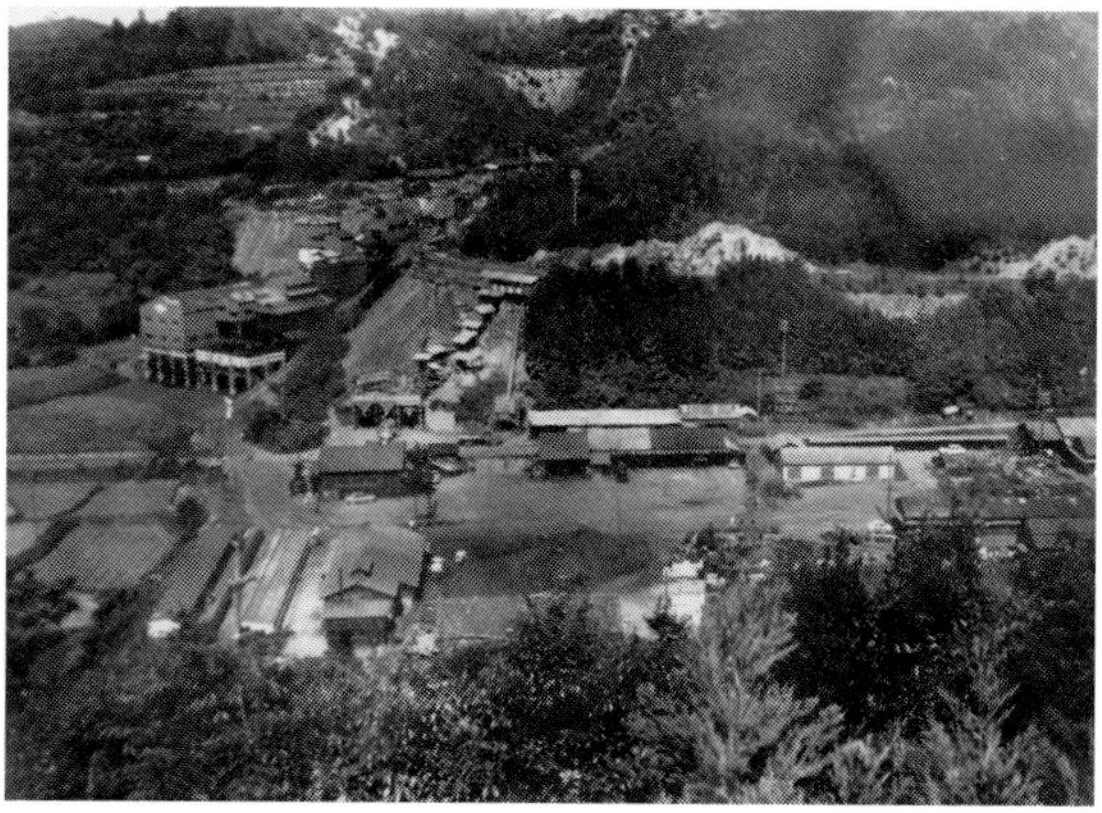

昭和46年、久恒鉱業（株）志岐《しき》炭鉱の全景（苓北町郷土資料館提供）

ずかに燃料として利用され続けたようです。

　石炭が商品価値を持つのは近代的な製鉄が始まる時期です。江戸時代末期、鎖国制度の箍《たが》が緩んでくると各藩では近代武器の製造を公然と始めます。その鉄の鋳造に良質の石炭が必要とされたのです。天草でも一八〇〇年代半ばからは石炭の商品としての利用が始まりました。

　安政三（一八五六）年、志岐《しき》村（現在の苓北町の一部）から熊本へ積み出された記録がもっとも古いものです（天草近代年譜）。安政に続く天保、文久、慶応といった時代には天草で続々と坑口が開かれます。それらの坑口は、北部は現

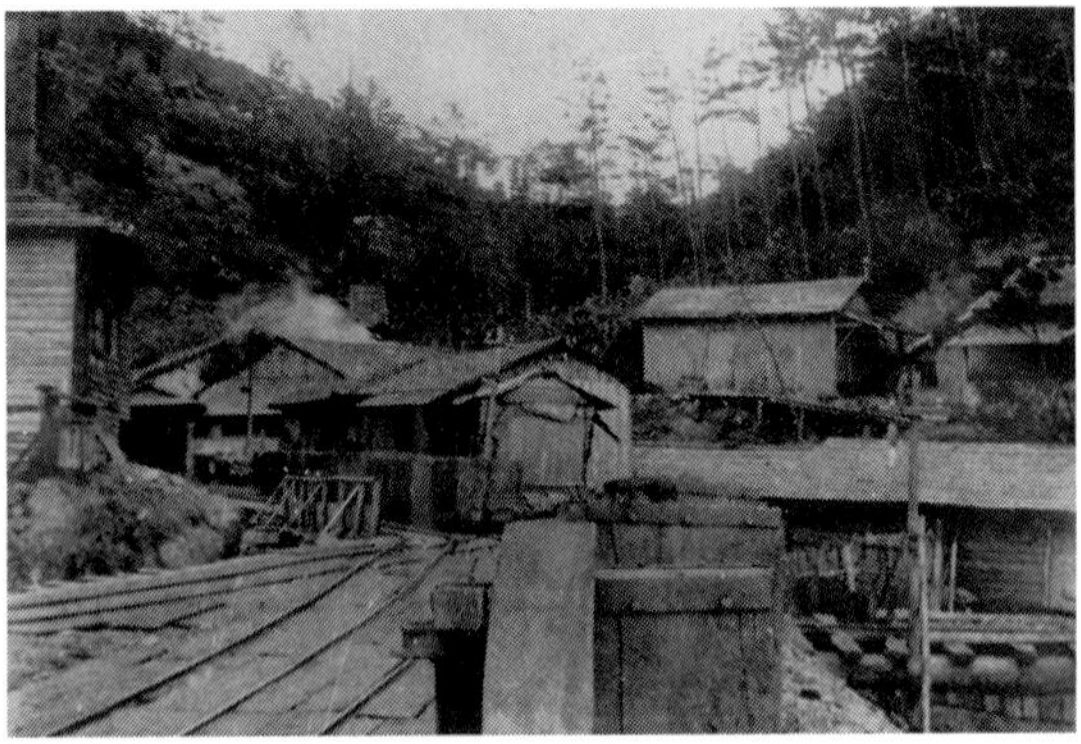

大東鑛業（株）志岐《しき》炭鉱　第一坑
（苓北町郷土資料館提供）

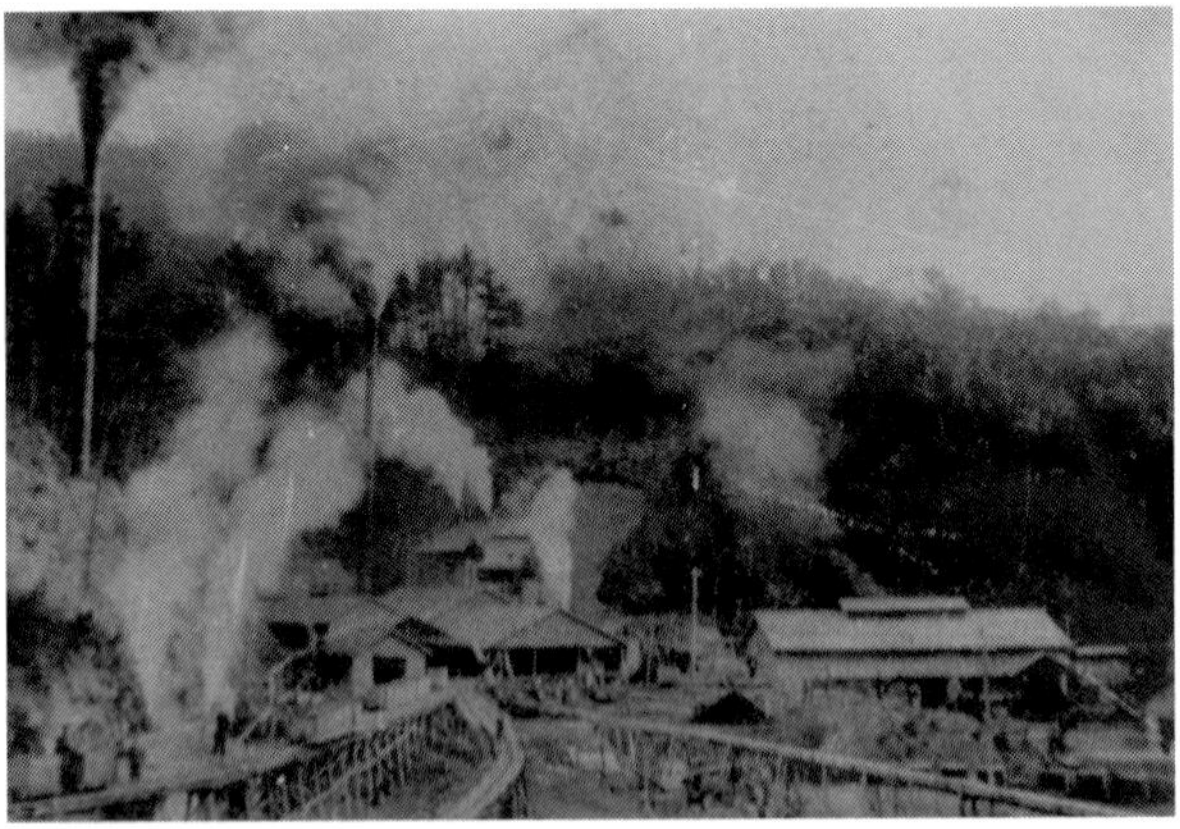

大東鑛業（株）志岐《しき》炭鉱　第二坑
（苓北町郷土資料館提供）

在の苓北町を中心とした地域、中部は河浦など下島の中西部、南部は牛深《うしぶか》の三つの地域に集中しています。

ほとんどの坑口が庄屋や大商人など地元有力者の手で開かれていますが、注目されるのは江戸時代末期には薩摩藩の伊集院氏が坂瀬川坑を開いていることです。薩摩藩はこの時代ヨーロッパと盛んに貿易をしており、なかでも輸入した武器の自主生産を目指していたことから、良質の石炭を必要としていたものと思われます。同様に、各地でも有力な藩は石炭採掘に将来の可能性を感じていたようです。

明治期以降の炭鉱

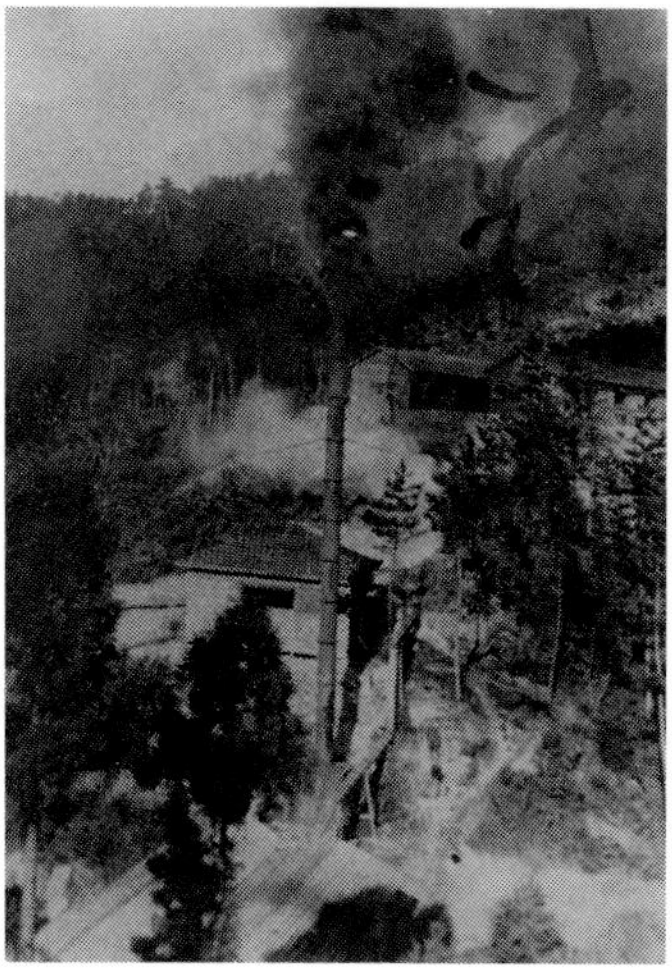

大東鑛業（株）志岐《しき》炭鉱　第三坑の二（苓北町郷土資料館提供）

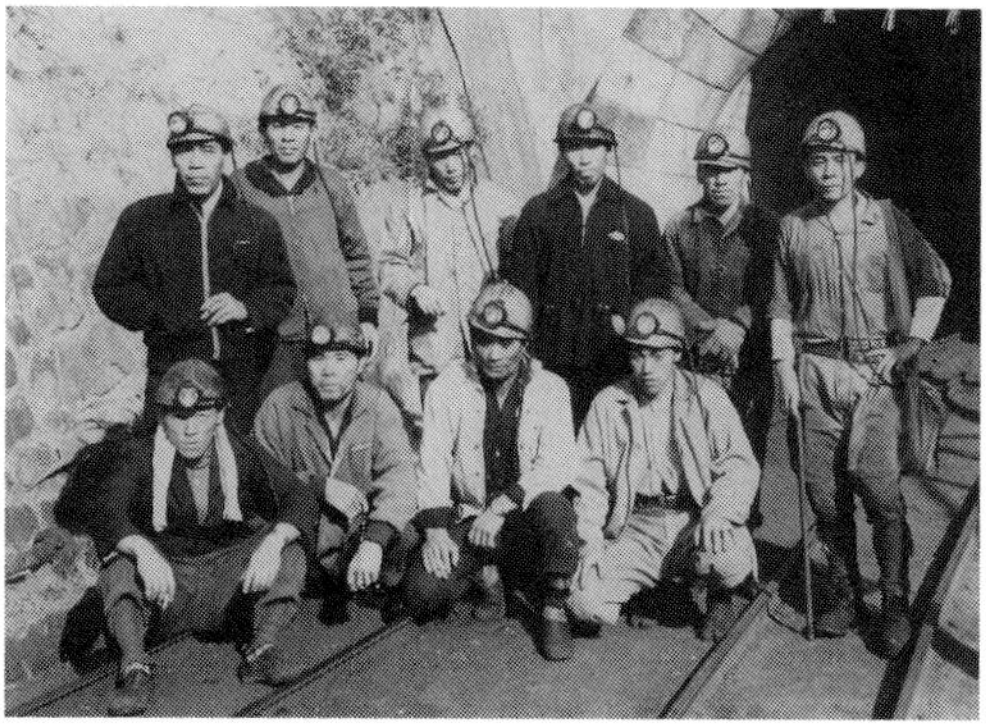

昭和 42 年頃、志岐《しき》炭鉱坑口（原告提供）

明治政府は、成立間もない明治二年に「鉱山解放令」を出し、地元で小規模の経営が多かった炭鉱の経営自由化を断行しました。同三年には全国の鉱山調査を実施しました。それまでの炭鉱の多くが露頭炭の露天掘りが一般的でしたが、解放令によって採掘が自由化され、地元有力者とは比較にならない力を持つ島外有力者も採掘に参加しました。解放令は政府による炭鉱の把握・統制に道を開くものでもありました。

とはいっても天草のそれは、九州北部、常磐、北海道などの炭鉱とは比べ物にならない小規模のもので、天草内の炭鉱で最大のものは北部の志岐《しき》炭鉱、南部の魚貫《おにき》炭

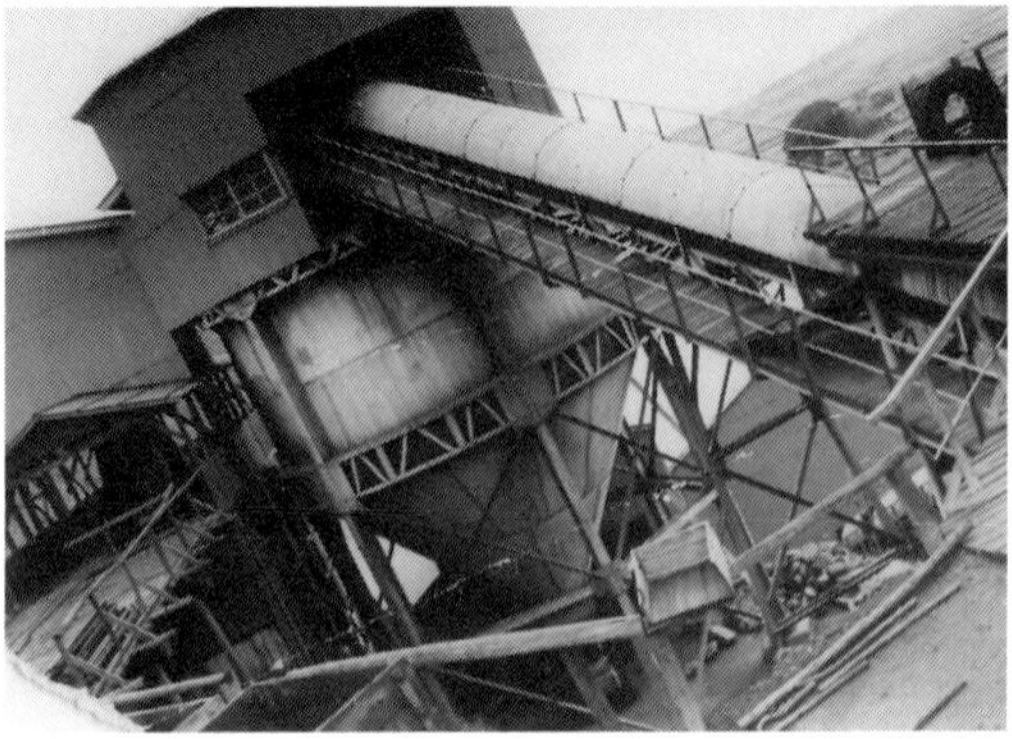

昭和 42 年頃、志岐《しき》炭鉱ホッパー（原告提供）

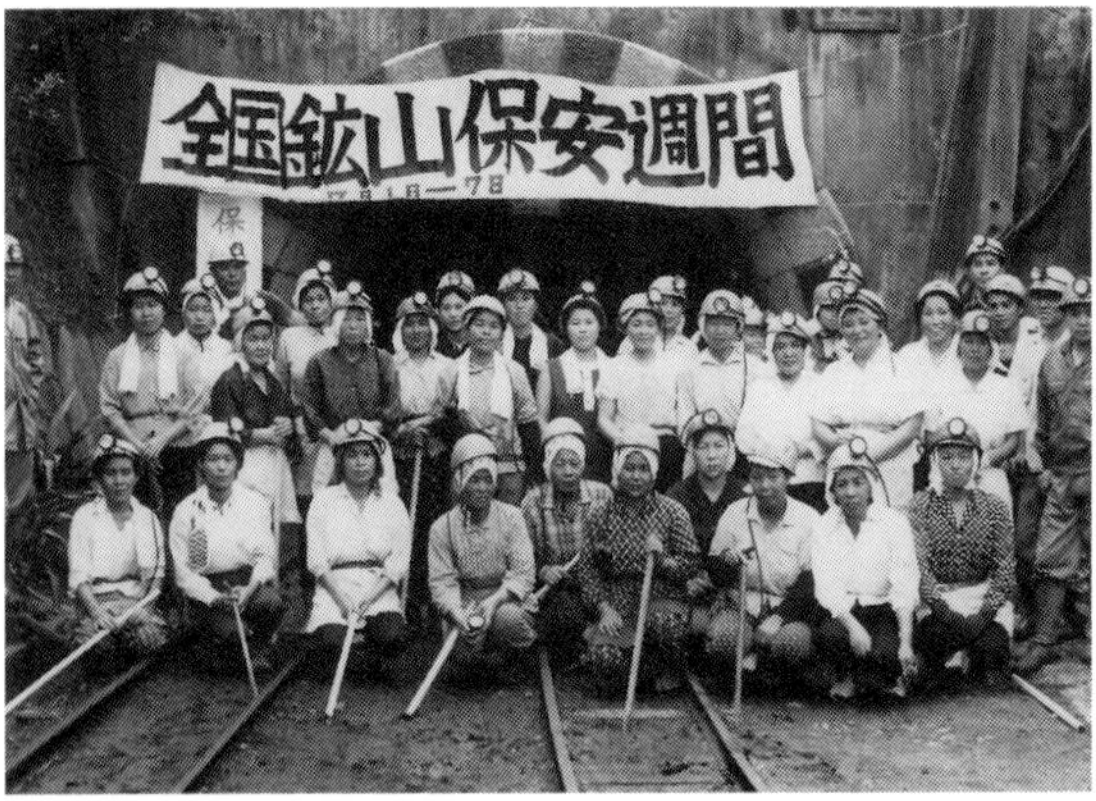

昭和 42 年頃、志岐《しき》炭鉱。保安週間の行事で女性社員も坑内を見学した（原告提供）。

鉱で最盛期で一〇〇〇人を超える従業員を擁したに過ぎません。ほとんどは数一〇人から一〇〇人ほどのものが多かったのです。規模は小さかったのですが天草炭鉱のセールスポイントは質のよい無煙炭で、製鉄所や軍用として早くから注目されていたようです。また、鹿児島県大口の金山における製錬のために不知火海を渡り、水俣から馬車で大量に大口へと陸送されていました。明治も末期になると電気製錬に代わりそれは無くなりました。

規模が大きかった志岐《しき》炭鉱では、志岐《しき》・枡ノ水坑から富岡港まで線路が引かれ蒸気機関車牽引によるトロッコでの石炭積み出しをしま

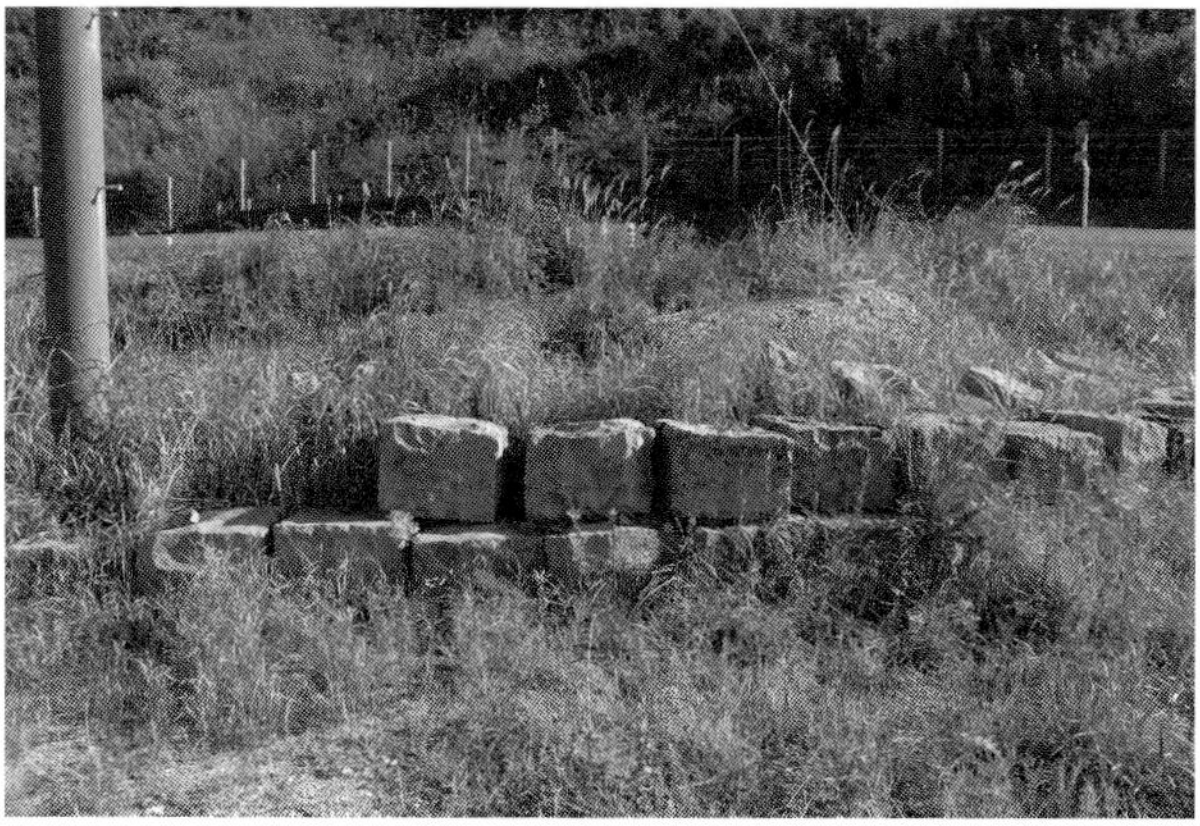

日南鉱業　竹の迫炭鉱　坑口跡

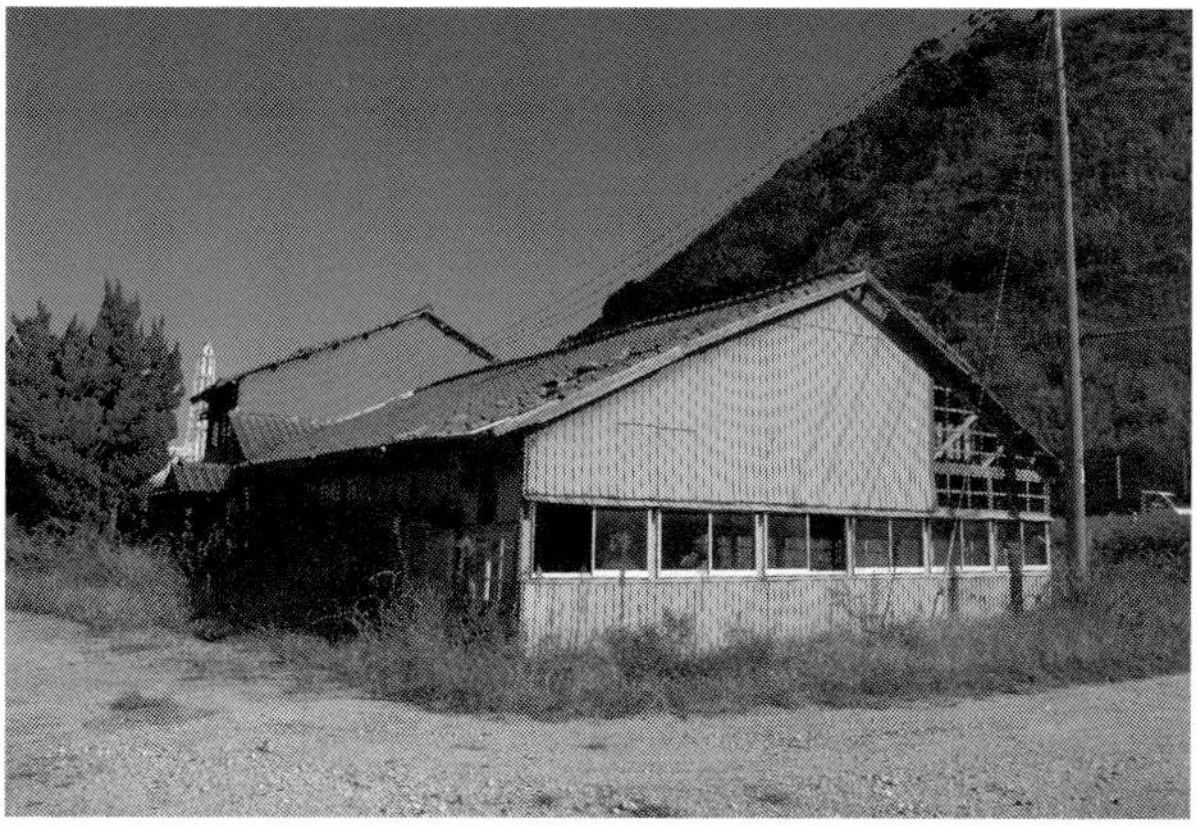

日南鉱業　竹の迫炭鉱跡

した。わずか四キロ余りですが天草では唯一鉱外を走る鉄路でした。明治三三（一九〇〇）年から約一二年間、期間もわずかでした。

従業員の構成

明治期になってからの各炭鉱は、規模の大きいところからおおむね会社組織になっていきました。ここでは会社役員のほかに経理や人事、販売・営業、資材購入・管理を執行する職員がいました。彼らは炭鉱会社の運営を手がけました。そのもとで鉱員と呼ばれるものが実際に掘進、採炭や搬送の指揮にあたり、自らも従事しました。職員や鉱員の給与は原則として月給で、社宅に住むか自宅から通勤し

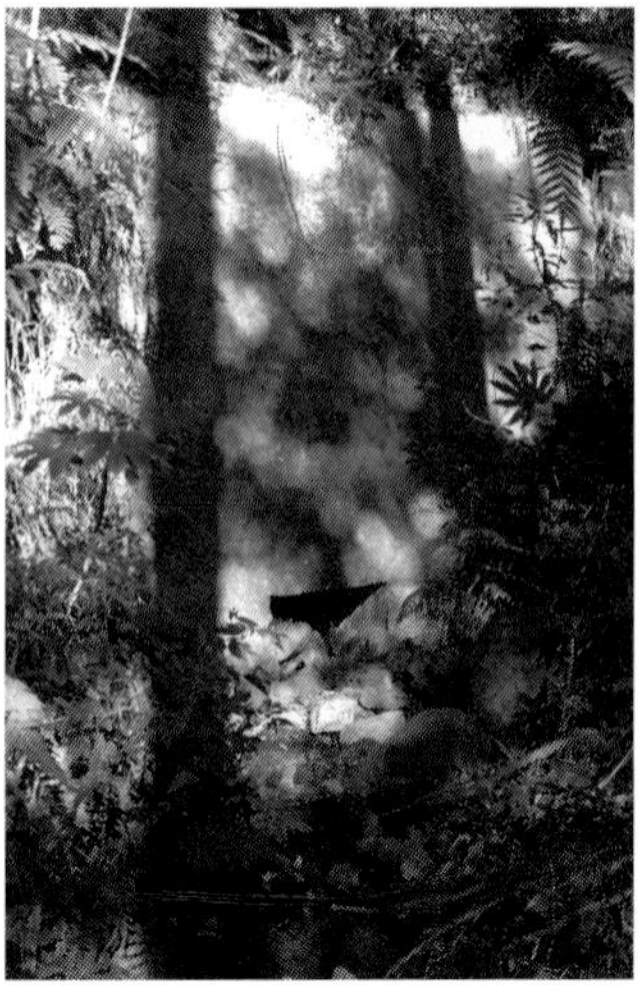
涼松炭鉱　坑口跡（入気）

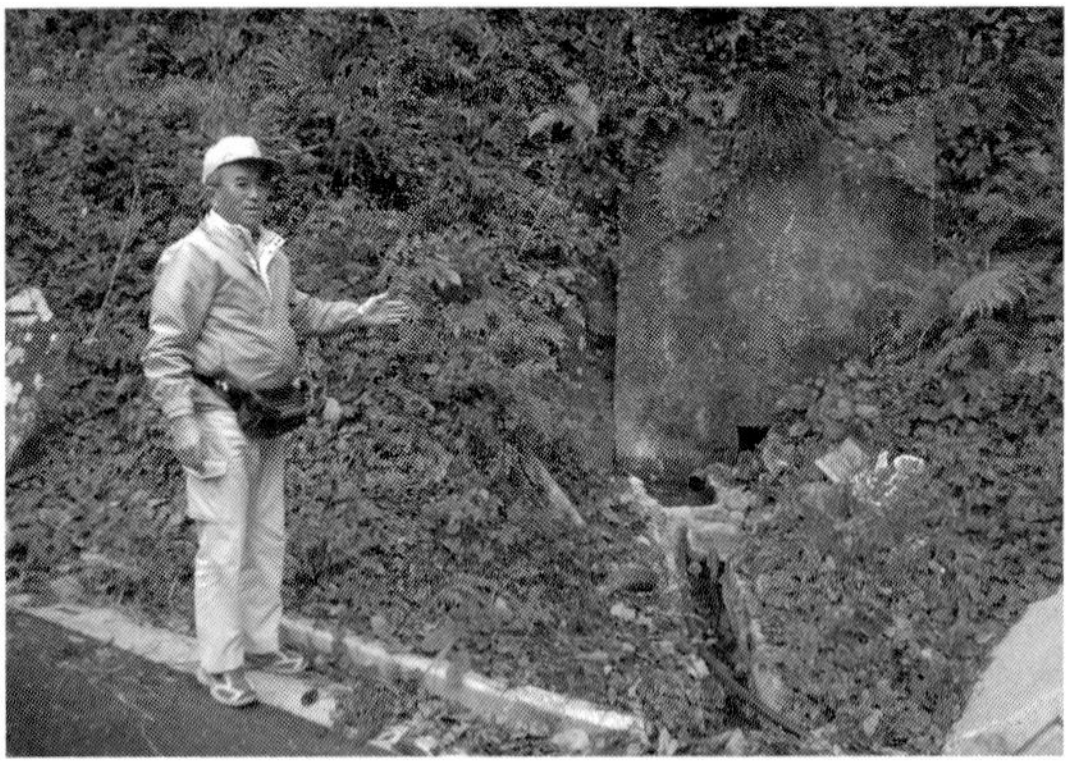
涼松炭鉱　坑口跡（排気）

ました。職員と鉱員の社宅は厳格に区別されていました。地域も別で、間取りもまったく違っていました。現在ごく一部の社宅が残され使用し続けられていますが、これは長屋式の鉱員社宅です。職員・鉱員は地元出身者も多い。その多くは農民階層の出自です。天草であるから漁師の家族が多いのではと思われますがそうではありません。漁師は、いわし網のように集団漁業も多く、南国天草の漁業では年中なんらかの仕事がありま す。農村の農閑期に当たる時期はほとんどありません。それに対し農民は、もともと天草では耕地面積が狭く、二男三男を養う余力はなかったのです。だから彼らが山

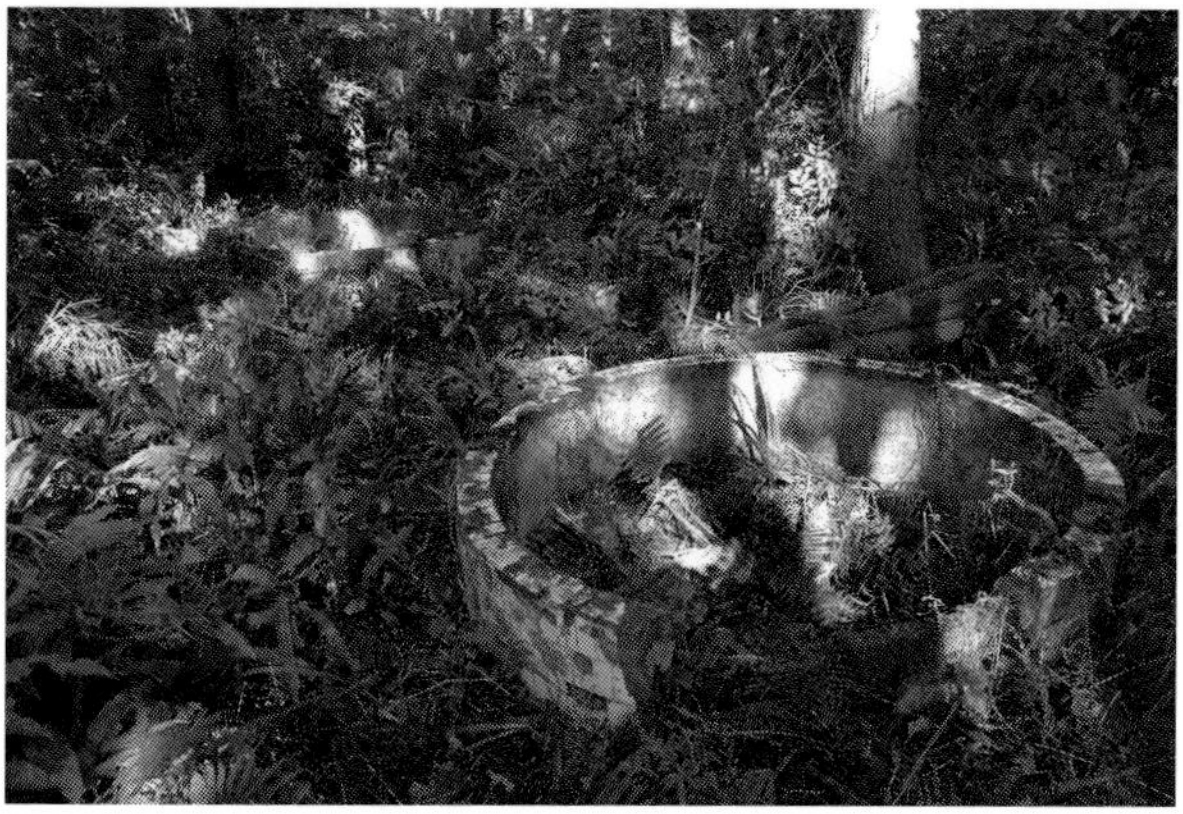

権現山和久登炭鉱浴場跡。浴槽は二つ並んでいる。一方で汚れを落として、次の浴槽で洗う。

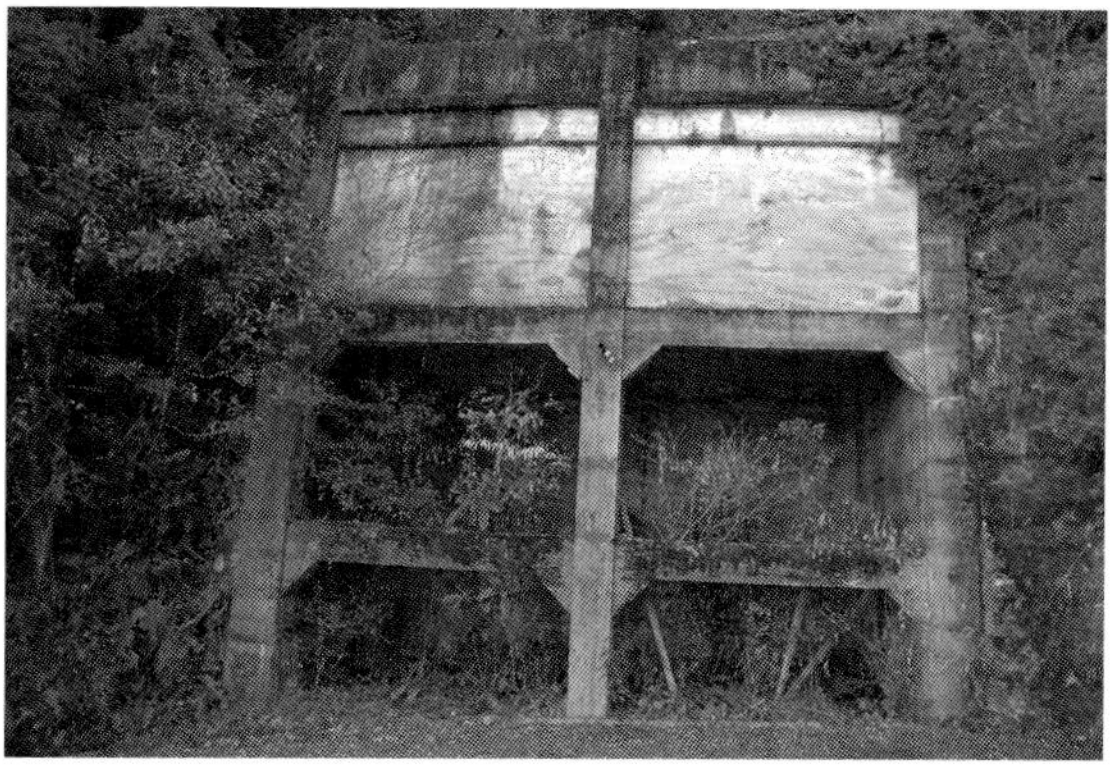

大嶽炭鉱　ホッパー（石炭積込場）跡

林労働者や土木工事従事者さらには炭鉱労働者となっていきました。だから農民出身者が多いのです。

しかし、人数が一番多く、かつ作業の先端を担ったのは組夫とよばれる最下層の労働者でした。組夫は会社直接の雇い人ではなく、親方（組頭）のもと、数人から数一〇人単位のグループでそれぞれの会社の下請けとして働きました。組夫のなかには全国の炭鉱を流れ歩くものもいました。下請けの作業賃は掘進の長さや採炭の量によって会社から組頭に支払われました。中間搾取が多く、勢い収入を得るためには危険や無理を承知で働く傾向は強かったのです。住まいはおおむね寮と呼ばれる組夫

久恒鉱業志岐《しき》炭鉱入場門の安全祈願鐘の土台。坑夫の交代時に鐘が鳴っていた。

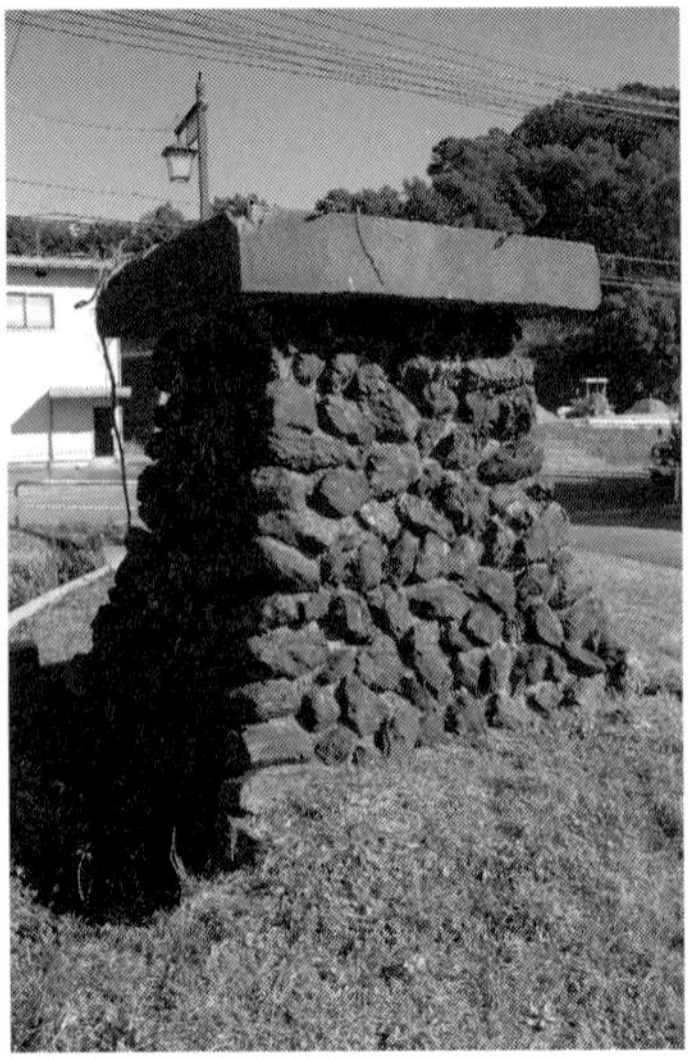

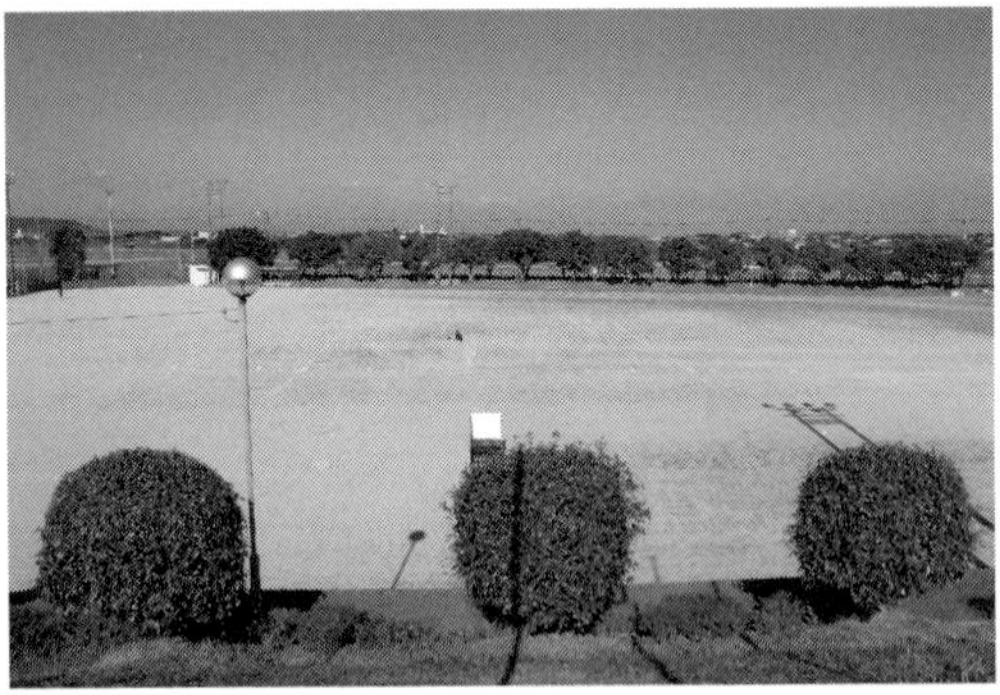

西原炭鉱住宅街跡地。今は町営グラウンドに。

小屋に寝泊りしました。

小規模の炭鉱では、鉱主がいて、そのもとに何人かの雇い人がいるだけ。それで成り立っていました。

興味深いのは女鉱夫がかなりの人数に上ることです。熊本県の統計によると、明治三〇年の牛深《うしぶか》・下須坑の一〇人を皮切りに富津・天草炭鉱四〇人、魚貫《おにき》・西浦越坑三〇人など明治三三年にいたるまで各地の炭鉱で女鉱夫採用の記録があります。彼女らは組夫であり坑内で採炭・運送などに従事していました。いずれも一時期のことで、それ以後は記録がありません。

事故・争議

小さな事故は日常的に起きて

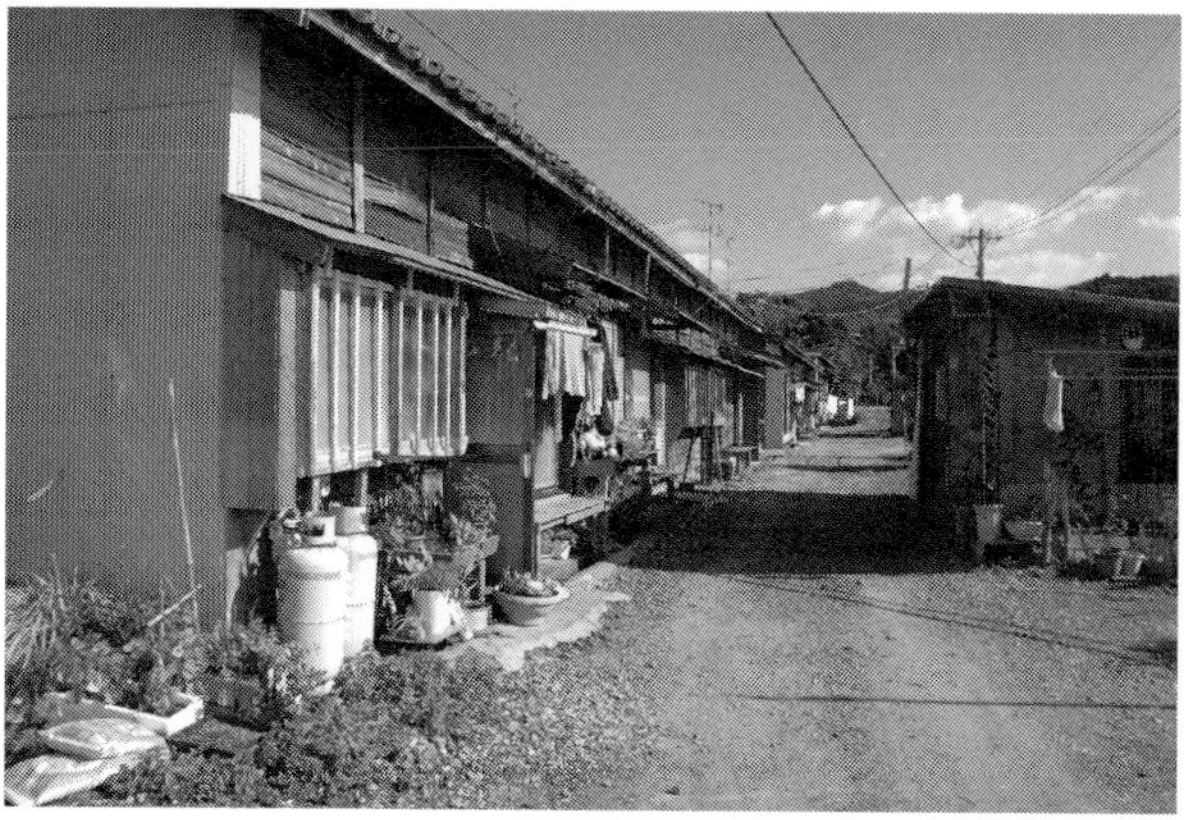

今は払い下げられた西原炭鉱住宅

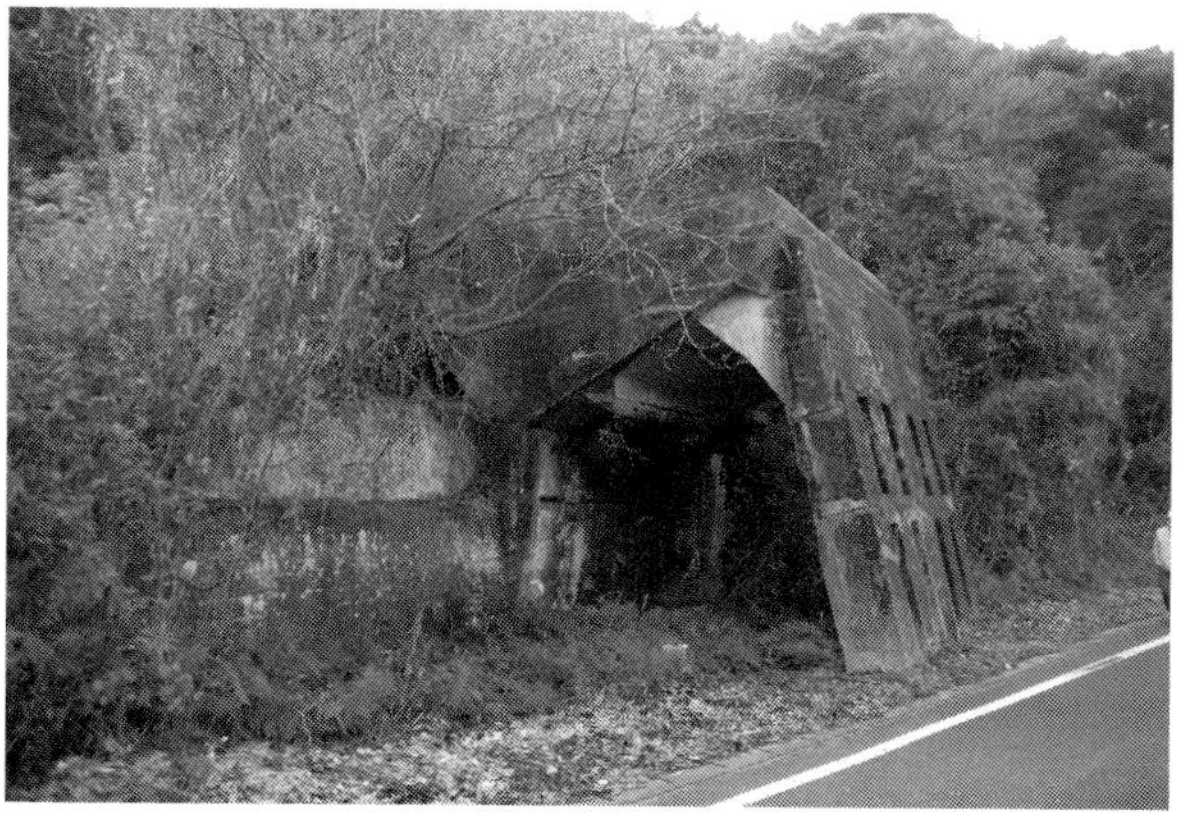

魚貫《おにき》炭鉱ホッパー坑

いたようですが記録はありません。小さな事故のほとんどは組夫に起きました。なかには死亡事故もあったのではないかと推測されますが、彼らは会社が直接雇ったものではなく、したがって会社の保護の対象ではないため記録されることも少ないのです。一緒に働いていたものの間で語り継がれているだけです。特に戦前の炭鉱は軍用炭を納入していたことから、他の炭鉱同様に報道が統制された結果かもしれません。わずかに昭和二四（一九四九）年、魚貫《おにき》炭鉱でガス爆発、一九人死亡。同二九（一九五四）年二月、志岐《しき》炭鉱・牛ノ迫で出水事故があり三六人の死者を出したとの記録が残っている程

魚貫《おにき》炭鉱周辺の放置された坑口跡

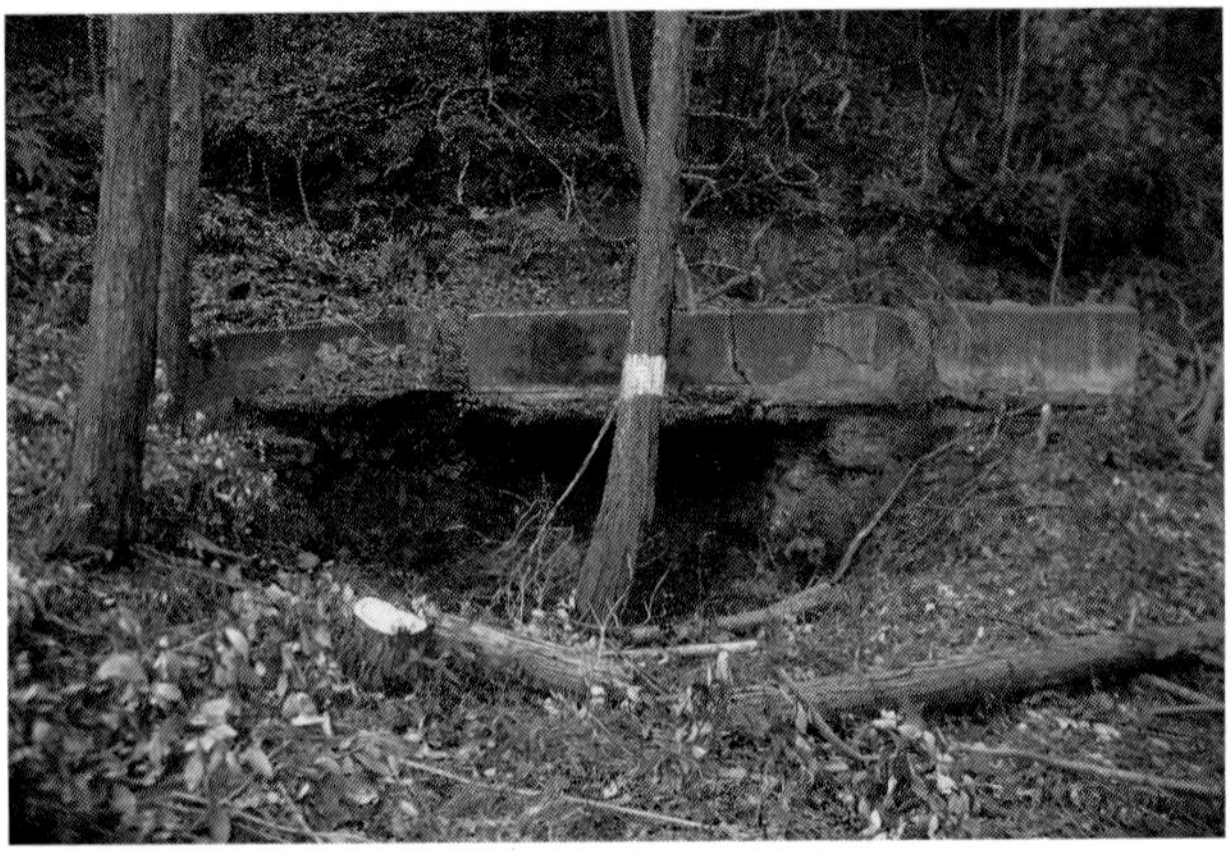

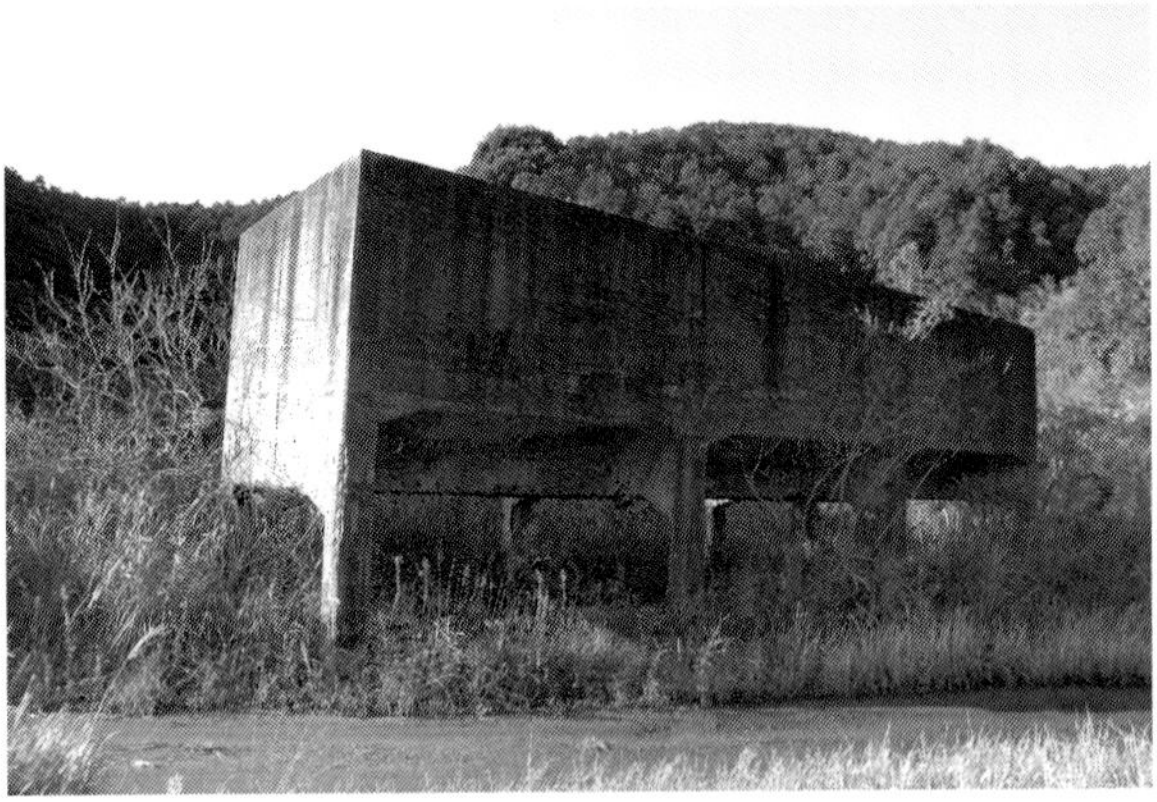

魚貫《おにき》炭鉱のホッパー跡

度です。大事故であり戦後のことで新聞にも報道があります。

争議は、炭鉱の規模が小さかったこともあって戦後になっても少なかったようです。人数の上で多数を占める組夫が組頭の支配の下に置かれたこともその理由かもしれません。

戦前では、明治四二（一九〇九）年、魚貫《おにき》・鳶ノ巣坑で賃上げをめぐるストライキ(騒動)、昭和八(一九三三）年、同じく魚貫《おにき》・権現山炭鉱で賃上げをめぐるストライキの記録があります。

戦後は全国各地の炭鉱で争議が多発していますが、天草では少なく、昭和二八（一九五三）年、魚《お》貫《にき》炭鉱労組による夏季手当てを

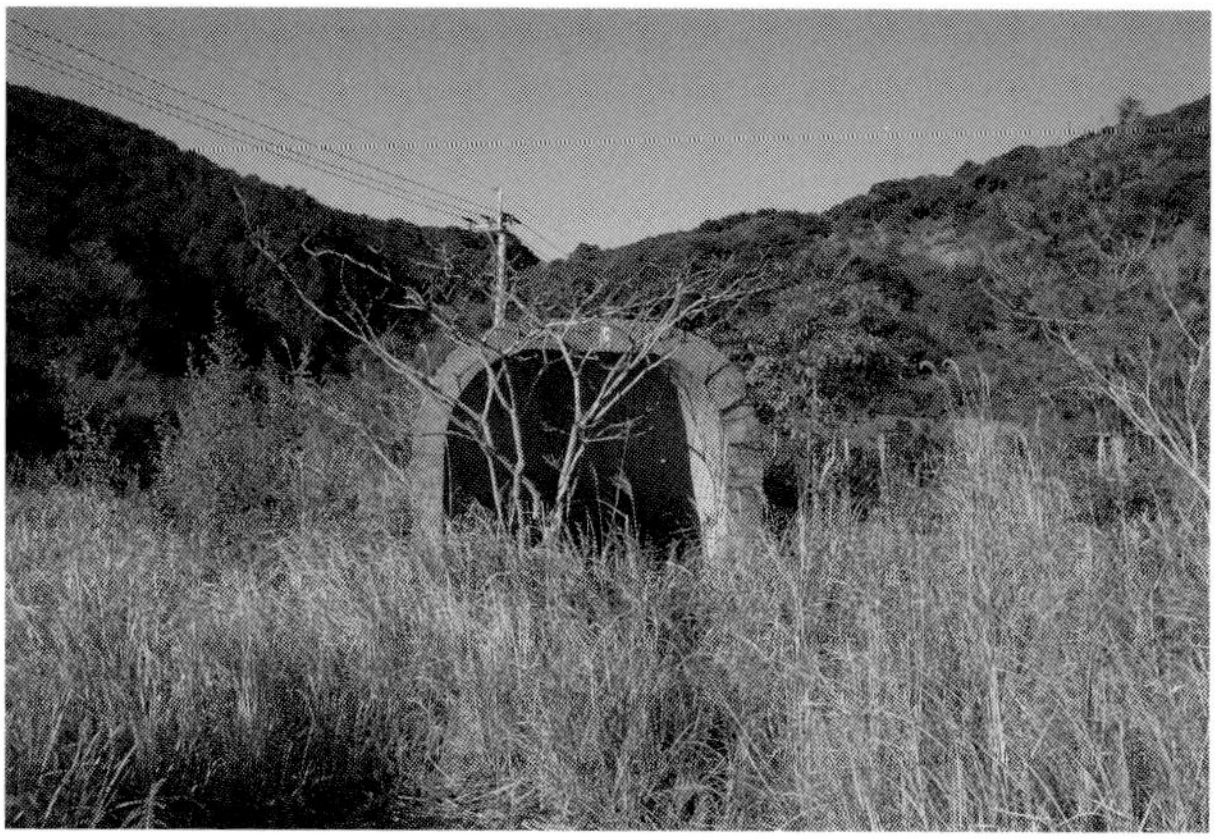

魚貫《おにき》炭鉱岸壁近くの運搬路出口

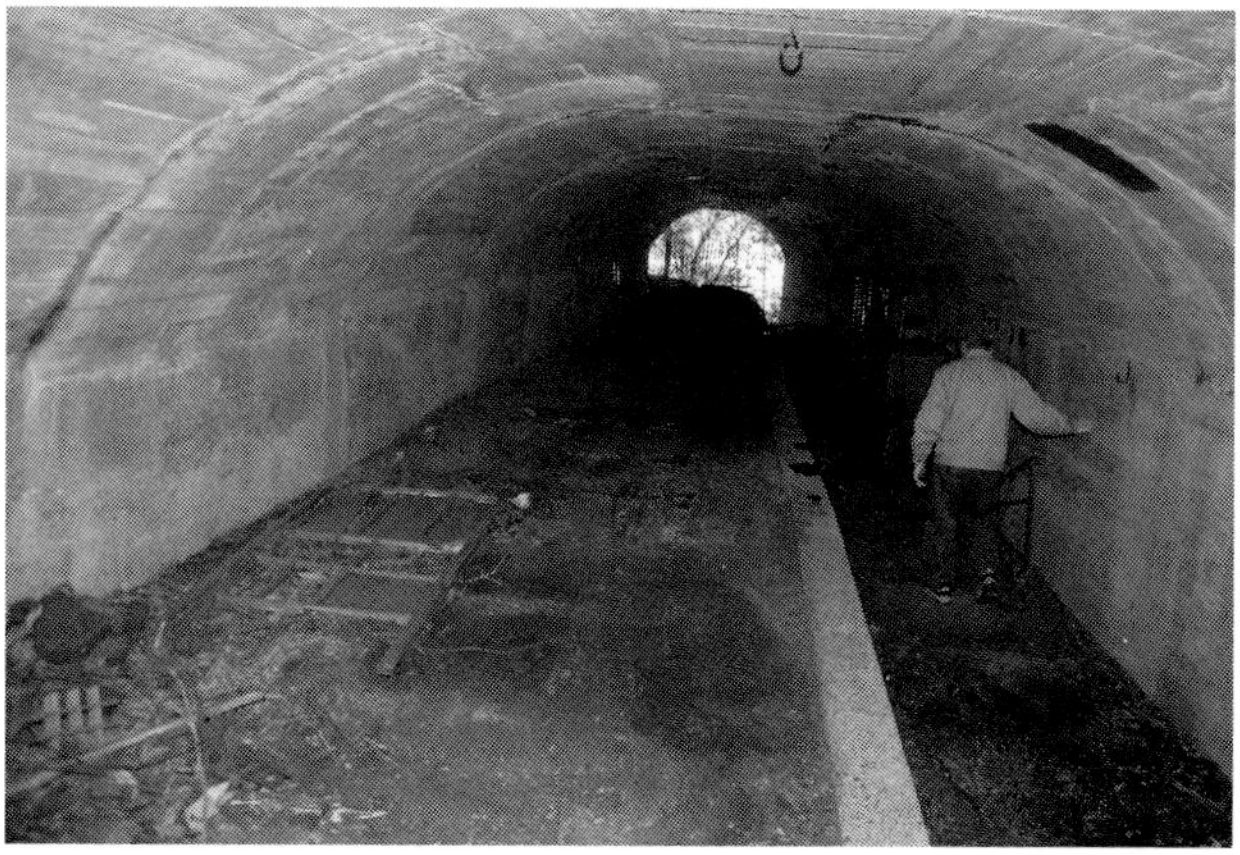

魚貫《おにき》炭鉱運搬坑道の跡

めぐっての四九日間のストライキ、同三三（一九五八）年に同労組の労働協約改定をめぐる六九日間の大ストライキの記録があるだけです。

炭鉱の閉山

天草の炭鉱は質の良い炭を持つものの炭層は薄く、分布距離も短いものがほとんどでした。多くの炭層は数一〇センチ、長さは数一〇メートルのものが多かったようです。したがって坑を開いてもすぐに掘りつくしてしまいます。決して条件は良くないのです。天草の炭鉱は、開坑と閉山のめまぐるしい繰り返しです。多くは数年単位で移っていきます。数百の坑口

魚貫《おにき》炭鉱近くにあるボタ山

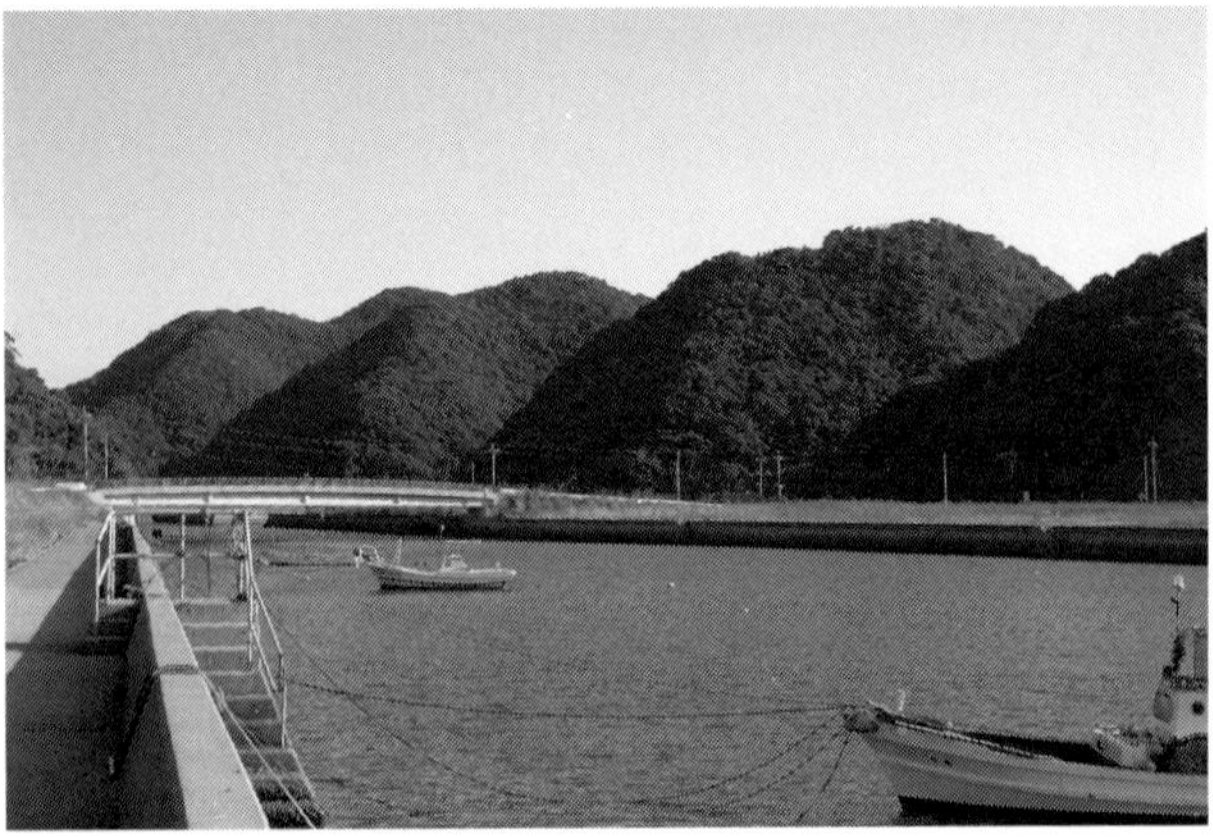

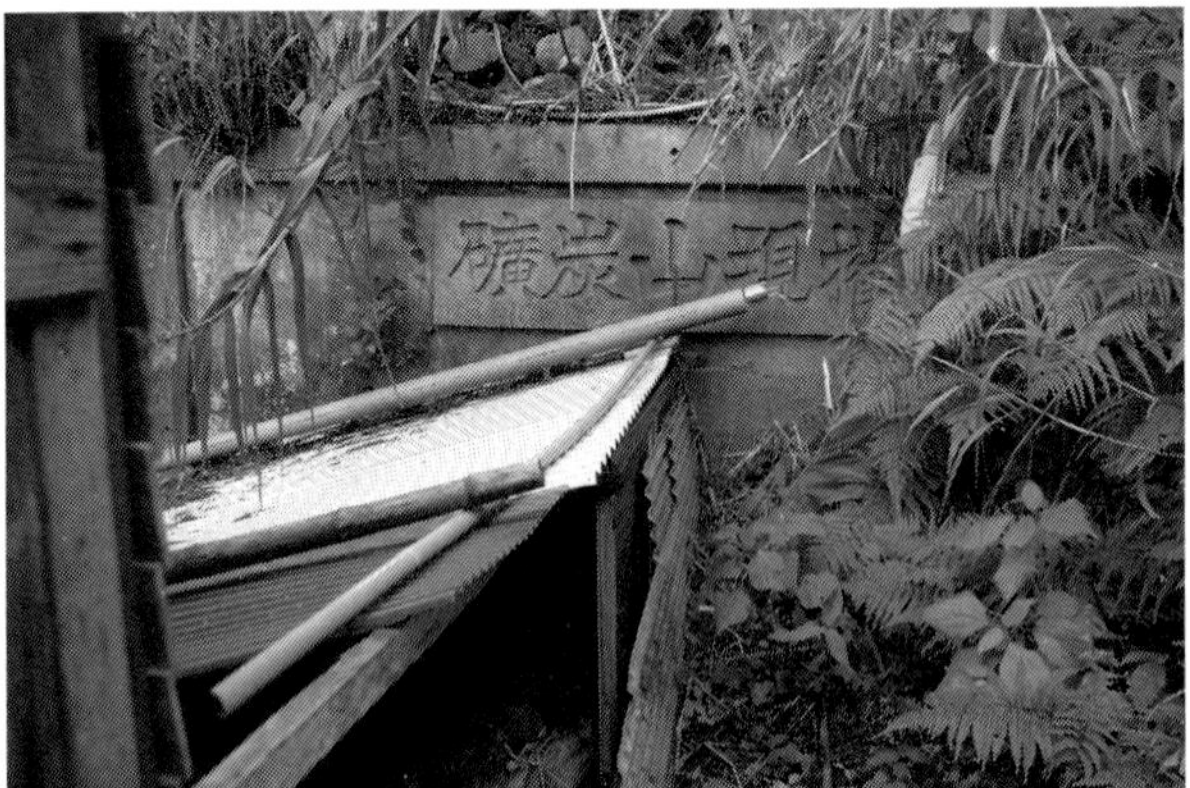

権現山炭鉱坑口跡

が掘られたものの閉山が繰り返された結果、採炭中の坑口は通常は数一〇単位で推移しています。

　昭和三〇（一九五五）年代に入ると政府のエネルギー転換政策によって世は石油コンビナートの時代に移っていきます。次第に石炭燃料が占める割合は小さくなりました。国内の炭鉱はこれ以降スクラップ・アンド・ビルドの時代を経て、やがて終焉へと向かいます。効率の悪い小規模坑の天草炭鉱は急速に衰えていきます。

　昭和四八（一九七三）年、魚貫《おにき》炭鉱が閉山、同五〇（一九七五）年の志岐《しき》炭鉱の閉山を最後に天草で百数十年にわたった炭鉱の歴史に終止符が打たれました。

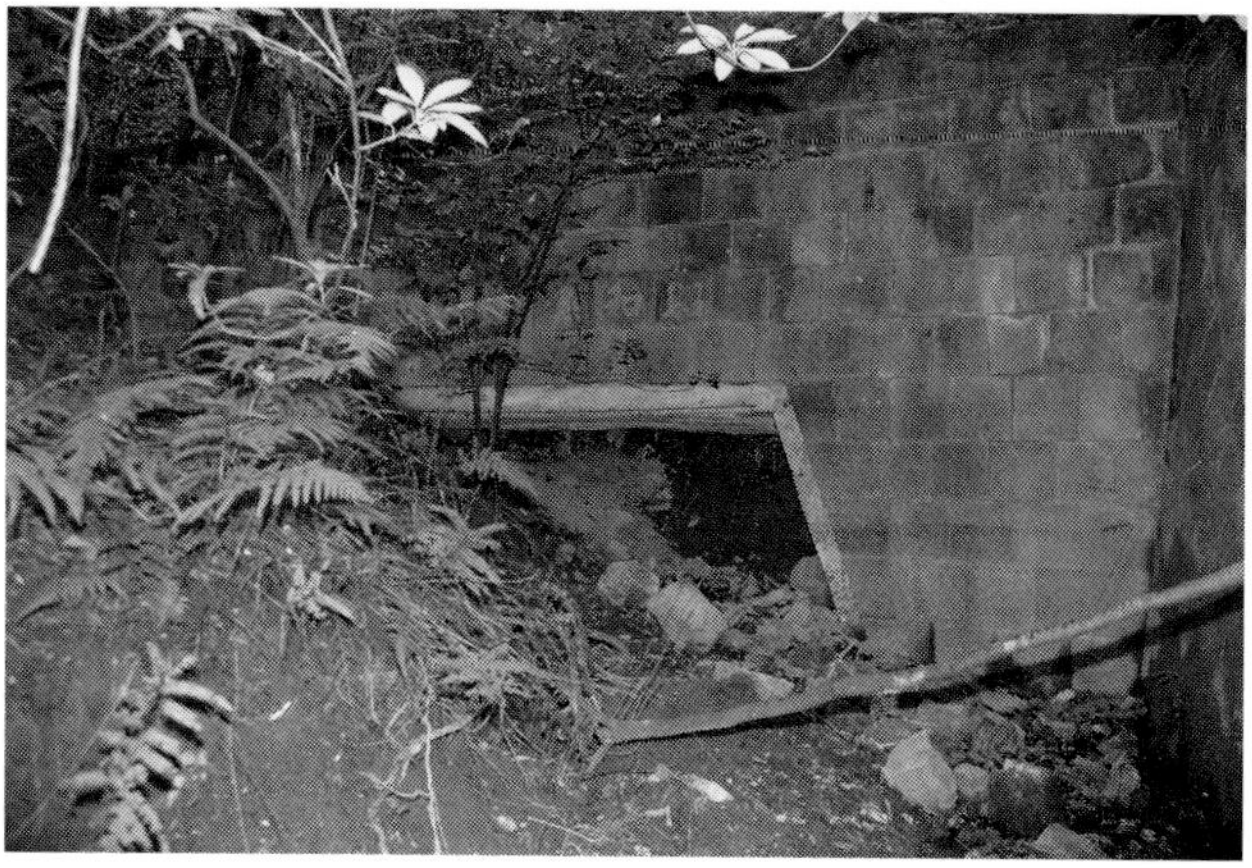

魚貫《おにき》にある坑口跡

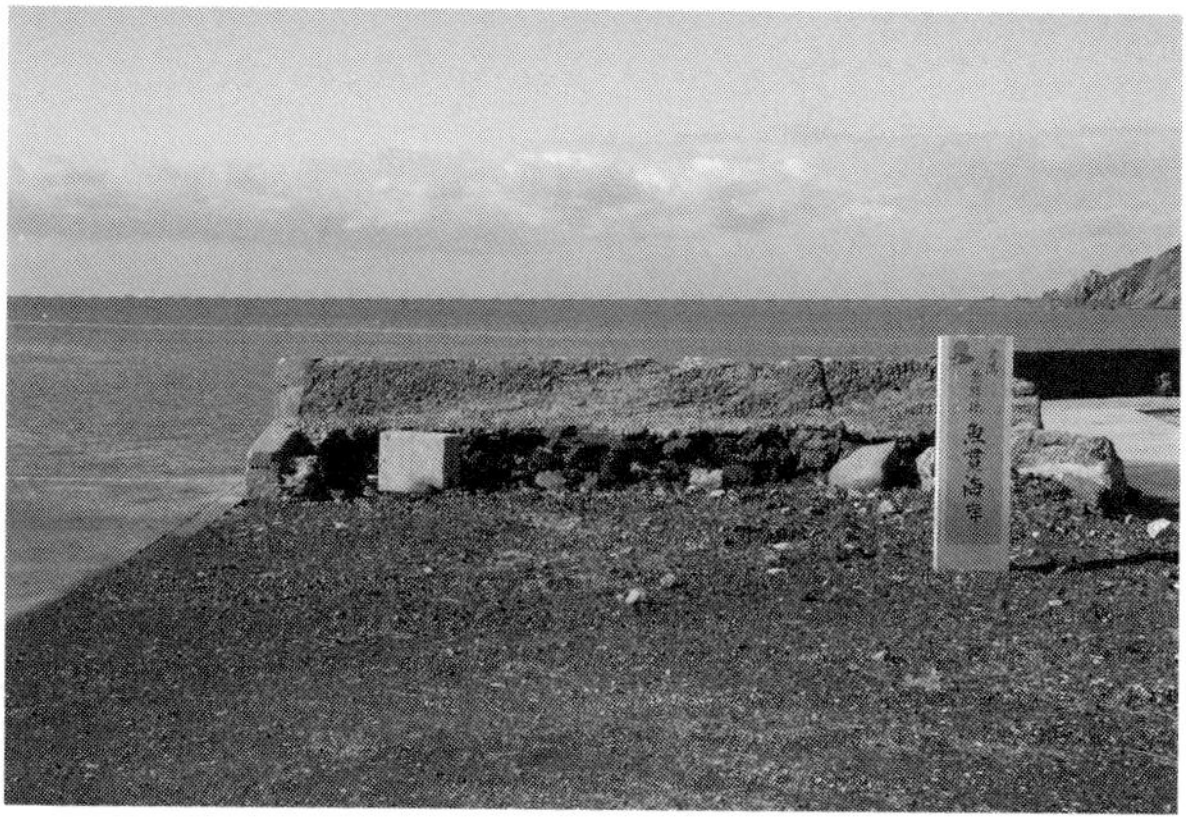

魚貫《おにき》海岸の石炭積出場跡

今ではいくつかの閉鎖された坑口と、資金難から閉鎖されることもなく放置された坑口に昔の栄光のあとをしのぶばかりです。

残されたじん肺患者

炭鉱のすべては閉山されました。しかし、残された最大の問題は、それらの炭鉱で働き健康を害した人たちが現存するということです。その主な疾ぺいがじん肺です。じん肺そのものの解説は本文に詳しいのでそちらを参照下さい。

天草炭鉱じん肺訴訟の原告になった患者は五四人。ところがじん肺認定対象となる坑内作業員だけでも延べ数万人になると推定されます。坑外の選炭作業などでも

旭炭鉱坑口跡

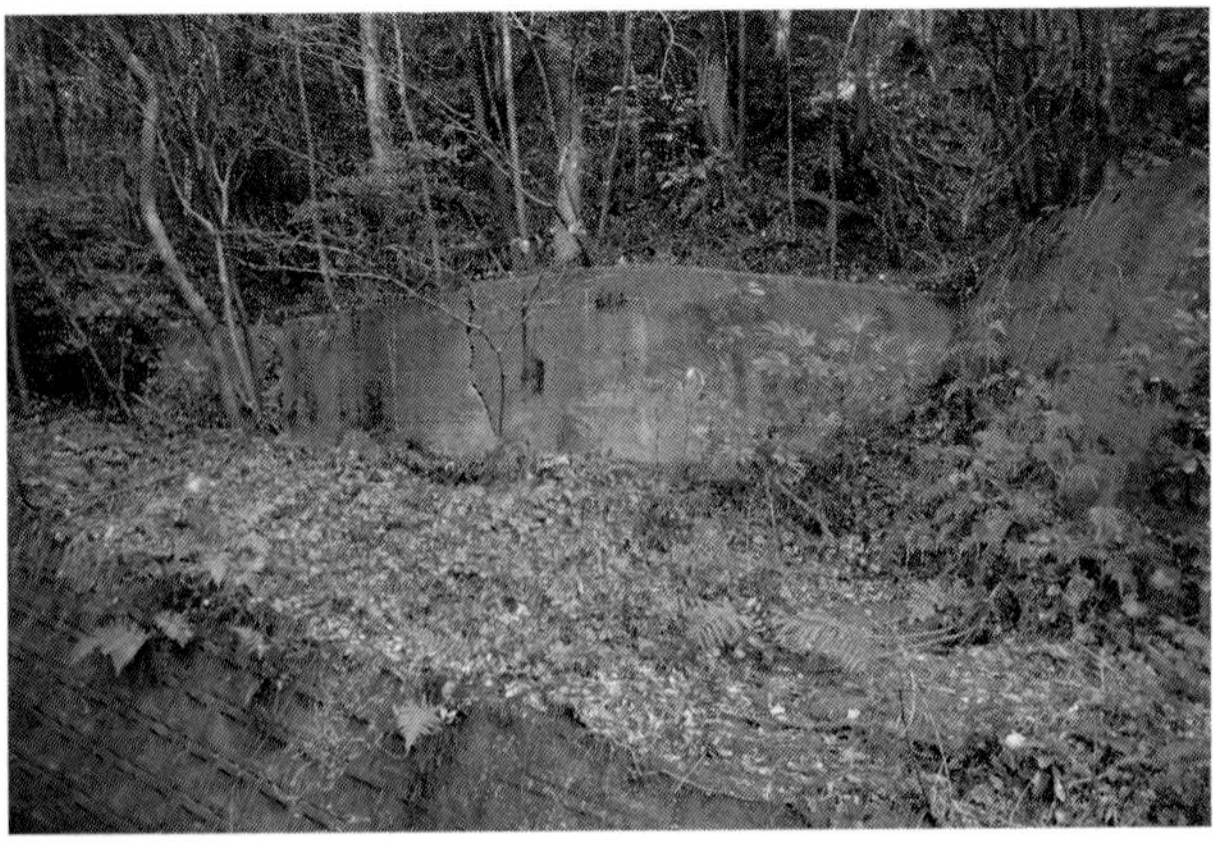

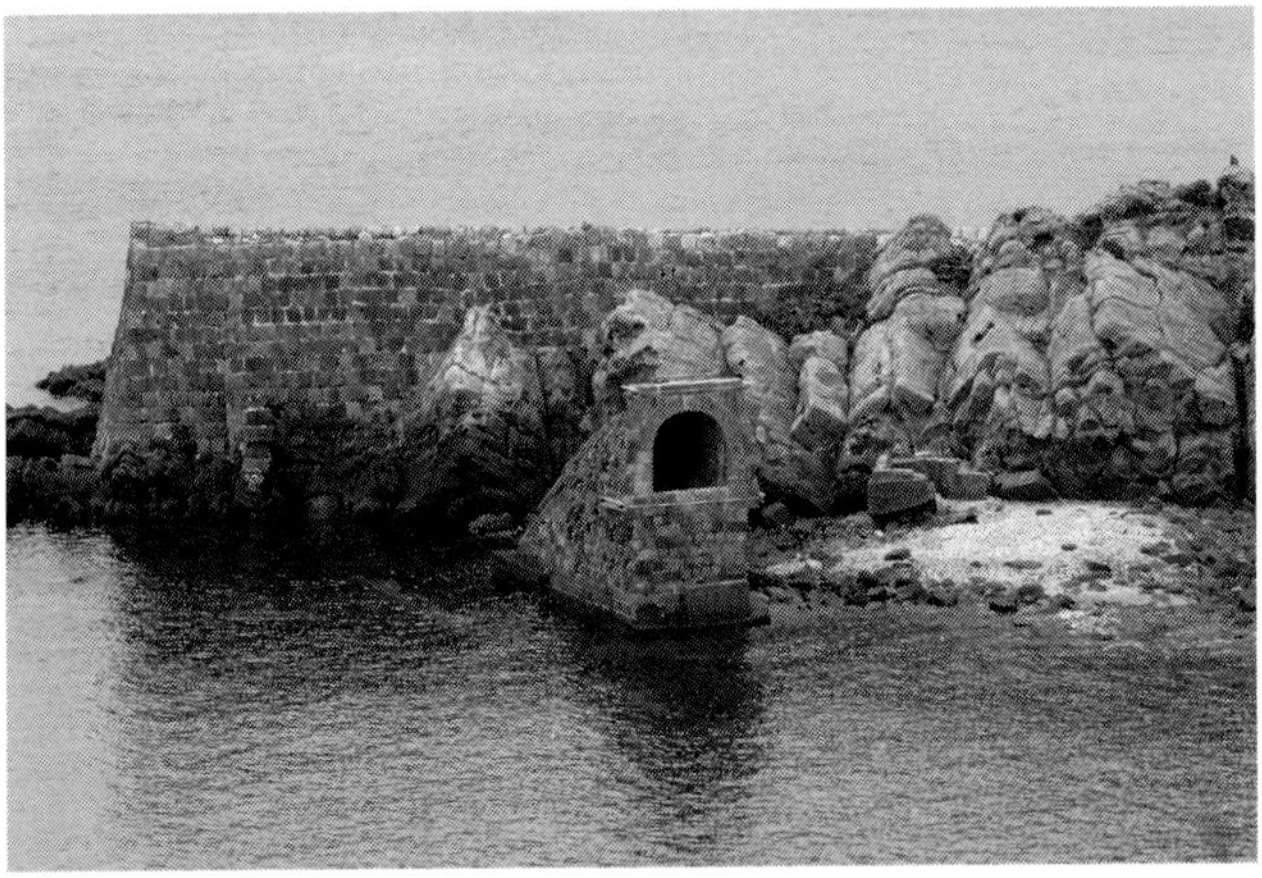

海底炭鉱である烏帽子《えぼし》坑坑口跡

本当はじん肺を引き起こす可能性はあります。これまで、救済を求めてきたのは鉱員＝鉱山会社の直接雇用の労働者です。これは地元出身者が多いことから比較的対象者を見つけやすかったことを意味します。しかし、坑内労働者の過半数は組夫と呼ばれる最も下層の労働者です。全国の炭鉱等を流れ歩いた彼らが実はもっとも大きな被害を受けているに違いありません。

　われわれはその人たちの動向を深く見守っています。

写真撮影（提供写真を除く）／大畑靖夫

天草炭鉱・石炭じん肺の闘い◆目次

第4章 原告の声から振り返る天草地方の炭鉱 弁護士 江越和信

はじめに

西日本石炭じん肺熊本訴訟弁護団長　板井　優

熊本の弁護士たちが集団でじん肺問題に取り組んだのは、おそらくトンネルじん肺訴訟が最初です。ところで、熊本の弁護士たちは長年水俣病問題の解決に力を注いできました。一九八〇(昭和五五)年、熊本で最初に水俣病国賠訴訟が起こった後に、国をも被告とする筑豊じん肺訴訟が提起されました。私は、馬奈木昭雄弁護士に声をかけられて、福岡での筑豊じん肺訴訟の会議で、熊本水俣での国賠訴訟の現状を報告したことがありました。

しかし当時は、国を相手にして、産業政策と公害や労災職業病との関係を争う闘いに勝つことは、相当に難しいことであると考えられていました。法学者の中でも「無謀」というとらえ方が多かったように記憶しています。

水俣病問題が一段落ついた一九九六(平成八)年に、トンネルじん肺の集団訴訟が問題となりました。その後、熊本地裁でも初めてのトンネルじん肺集団訴訟が提起されました。「あやまれ、つぐなえ、なくせじん肺」を合言葉に全国各地でも裁判が起こされました。しかし、この裁判の被告はゼネコンだけであり、国は入っていませんでした。

この当時、私は、天草で石炭じん肺問題などに取り組んでいた緒方徹治さんから、天草の石炭じん肺患者の裁判について相談を受けたことがありました。荒木栄が作曲した「地底の歌」では、有明海の地底で石炭を掘る労働者たちの闘いが高らかに歌い上げられています。九州の天草でも、東シナ海の地底に炭鉱がありました。人間の体がやっと入るくらいの極めて薄い石炭層の中で、汗だらけになりながら必死になって「無煙炭」と呼ばれる炭を掘っている労働者たちがいたのです。

しかし、当時はゼネコン相手の裁判を始めたばかりのころです。すでに炭鉱が閉山して数十年を経過し、炭鉱を経営していた企業も倒産している天草の炭鉱の裁判は、国を相手とする裁判になることは必至であり、とてもそこまでの余裕はありませんでした。まさに、わが身の非力さを嘆いた時期でした。

その後、筑豊じん肺訴訟において、石炭じん肺患者たちは、福岡高裁判決で逆転勝訴し、二〇〇四（平成一六）年には最高裁でも国の責任が認められました。

この判決が、全国の石炭じん肺患者たちに闘いの大きな転機を与えました。一九五〇年代後半、石炭から石油へのエネルギー・化学工業原料の転換が行われました。いわゆるスクラップ・アンド・ビルド政策です。これにより、わが国の石炭の炭鉱は閉山となり、中小の石炭企業は倒産しており、そこで働いた炭鉱夫たちは自分たちをじん肺にして苦しめる加害者の責任を追及することが事実上困難になりました。

しかし、筑豊じん肺国賠訴訟判決は、企業が倒産しても、国を相手に加害者の責任を裁判で追及する道があることを指し示しました。そして、この判決を受けて、天草の石炭じん肺患者たちも国を相手とする裁判の闘いに立ちあがったのです。

本書を通じて、熊本で展開された天草における石炭じん肺患者たちの闘いの歴史を、国民各位に知ってもらえれば望外の喜びです。

第1章　じん肺とじん肺闘争について

弁護士　三浦宏之

Q1 じん肺とはなんですか

じん肺は、長年にわたって粉じんを吸い込んだためにかかる職業病です。紀元前のギリシャ、ローマ時代からあったとされ、世界最古の職業病と言われています。日本でも、佐渡金山の坑夫の病気で「ヨロケ」と呼ばれていたのは、このじん肺です。

じん肺は、いろいろな粉じんを吸入し、それが肺に変化を引き起こすものです。そのため、レントゲンを撮ると白い粒状の影や線状の影として写ります。進行していくと、咳や息切れを起こしたり、気管支炎になって、痰が出たりするようになります。ひどくなるとこの痰がなかなか切れません。呼吸の音はピューピューと聞こえるようになります。肺機能も次第に低下し、普通に呼吸することができなくなり、酸素吸入が必要になる人もいます。心臓にも負担がかかるようになり、また、肺結核などの合併症で死に至ることも少なくありません。じん肺が原因で肺ガンになることもあります。じん肺はこのような重い病気ですが、有効な治療法は今なお確立されていません。

Q2 どうしてじん肺になるのですか

じん肺は、粉じんを吸入することによって発生する病気です。じん肺は「粉じんを吸入するこ

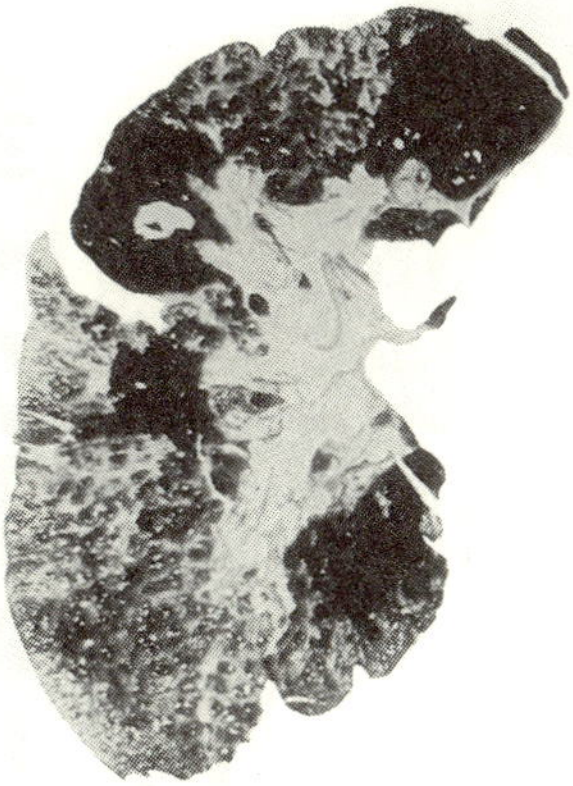

粉じんにおかされた肺（じん肺）

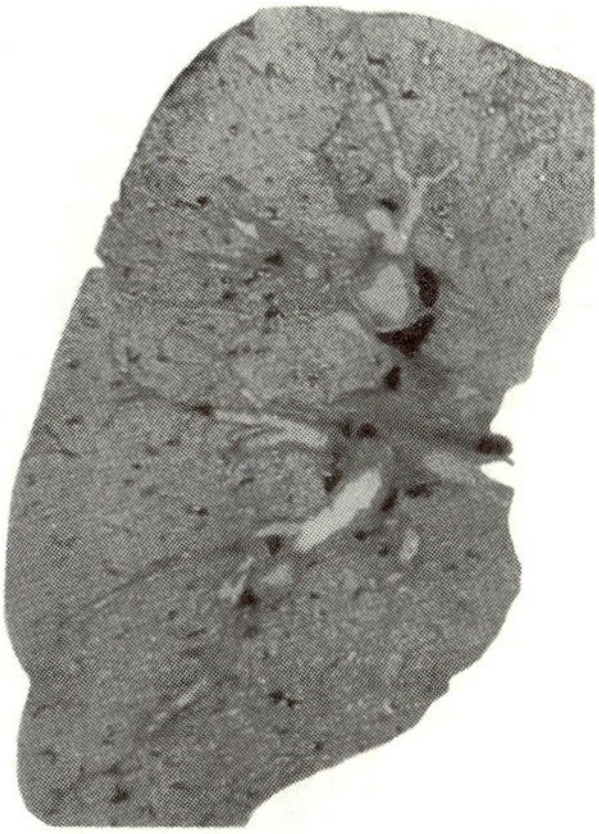

正常な肺

とによって肺に生じた線維増殖性変化を主体とする疾病」であると定義されています（昭和五三年改正じん肺法）。じん肺は、粉じんを吸入することによって発生する病気です。吸入された粉じんを核にして、その周辺に組織反応が起き、線維の増殖を中心にした変化を起こします。このため、肺に大きな結節が出てきたり、重大な機能障害を引き起こします。

じん肺の特徴は、この組織反応が粉じん作業から離れた後も持続するため、坑夫の仕事を辞める時には何ともなくとも、その後も進行していくことです。またこのような変化は不可逆的なもの、すなわち元に戻らないということです。天草でも、炭鉱は一九七五（昭和五〇）年には閉山になりましたが、炭鉱で働いていた原告たちは閉山後にじん肺を発症しているのです。

Q3　どういう人たちがじん肺になるのですか

吸入された「粉じん」が岩石の成分であるケイ酸なのか、鉄やアルミニウムなどの金属なのか、炭素なのか、あるいは綿やコルクなどの有機物であるのかなどによって、じん肺でも病体が異なっています。しかし、継続的にこのような「粉じん」を吸入する作業に従事する労働者であれば、じん肺を発症することになります。

炭鉱で働く労働者は、石炭の粉末の吸入による「炭鉱夫肺」を起こします。カーボン工場での作業では「黒鉛肺」になります。トンネル工事では岩石を砕いて掘り進むので、ケイ酸による「トンネルじん肺（けい肺）」になります。最近社会問題となっている「アスベスト（石綿）」もこれを吸入すると「アスベスト（石綿）肺」になります。そのほかにも、滑石肺、蝋石肺、陶土肺、ボーキサイト肺、鉄肺、溶接工肺、炭素肺、チタン肺、セメント肺、線香肺、綿糸肺、コルク肺、穀粉肺など多数の種類があります。

Q4　じん肺ではどんな裁判をしているのですか

一般的に、企業は、その企業の下で働く労働者に対して、労働者が安全に業務に従事できるように配慮する義務（安全配慮義務）を負っています。労働者の生命や健康に危険のある作業をさせる企業は、労働者の安全をより配慮して、労働者が病気になったり怪我をしたりしないような必要で十分な対策をすべきなのです。

じん肺は、まさに、企業がこの義務を守らなかったことによって引き起こされたものです。じん肺患者の苦しみは多大でした。死の恐怖から自殺した患者もいました。こうした悲惨な被害を経験したじん肺患者が立ち上がり、企業に対し償いを求め、じん肺訴訟（損害賠償請求訴訟）を提起しました。裁判を起こすことによって、深刻なじん肺被害の事実とこれをもたらした加害者の責任を明らかにし、「謝罪」と「賠償」を要求しました。

こうした裁判闘争は、一九七五（昭和五〇）年一二月二三日の共立陶業じん肺訴訟判決以来、二〇〇七（平成一九）年八月一日の西日本石炭じん肺福岡地裁判決に至るまで、個々の患者の提訴から、トンネルじん肺患者の集団提訴へと形を変えながら、三二年間で合計六一件の主要なじん肺訴訟で勝訴判決を重ねてきました。この結果、じん肺発生に関する加害企業の法律上の損害賠償責任は明白になっています。

また、じん肺発生についての国の損害賠償責任については、二〇〇四（平成一六）年四月二七日、提訴以来一八年四か月にわたって争われた筑豊じん肺訴訟において、最高裁が国の責任を認め、炭坑夫じん肺患者に対する損害賠償を命じる判決が確定しています。

天草でもそうですが、現在では、釧路炭田を除く炭鉱の全部が閉山しています。しかし、石油価格の高騰を受けて再度国内の石炭の産出が計画されているとの報道もあります。トンネル工事などは、これからも続いていきます。こうした粉じんを出す作業現場においては、じん肺の防止対策がきちんととられなければ、今後もじん肺が発生し続けます。

あらゆるじん肺の根絶に向けて、じん肺患者をはじめ多くの市民が手を携えて、裁判や裁判外での闘いを続け、国や企業に対して、真に有効なじん肺防止対策を求めていかなければなりません。

第2章　天草地方の炭鉱

弁護士　宮崎耕平
弁護士　中村輝久

1　はじめに

熊本県天草地方は、美しい海と温泉、キリシタン史跡等を中心とする熊本県内有数の観光地であり、県の内外を問わず、多くの観光客が訪れています。

この天草地方には、かつて多くの炭鉱が存在していましたが、炭鉱施設等も表向きはほとんど残っておらず、天草地方を訪れる観光客が、かつて炭鉱があったことを想像することはなかなかできません。

西日本石炭じん肺熊本訴訟の原告・弁護団も同様で、中には天草に炭鉱があったことを知っている弁護士もいましたが、現在の天草地方から容易に想像することができないため、請求団の案内で、二〇〇五（平成一七）年五月七日・八日に天草炭田の現地調査を行いました。

これから、このときの調査結果も踏まえて、天草地方の炭鉱がどのようなものであったのか、紹介したいと思います。

2　天草地方の炭鉱について

天草地方では、江戸時代の天保年間のころに石炭が発見され、採掘が始まり、明治時代に入り、本格的な採掘が始まりました。

天草地方の各炭鉱は、北部に志岐《しき》炭鉱、坂瀬川炭鉱、中部に今富炭鉱、権現山炭鉱、旭無煙炭鉱、南部に魚貫《おにき》炭鉱、牛深《うしぶか》炭鉱等が分布していました。

天草地方の石炭の特徴は、全国でも稀少な無煙炭と呼ばれるものであり、煙が上がらずに高カロリーの熱量を発するということで、民間用だけでなく、軍事用にも用いられました。

ただ、天草地方の各炭鉱は、無煙炭の成因ともいうべき断層褶曲と火成岩の貫入等によって炭層が寸断され、採掘費が嵩み、加えて、どこも小規模炭鉱のため採算性も悪く、国のエネルギー政策の転換とともに昭和四〇年代にはほとんどの炭鉱が閉鎖されました。

3　天草地方の主な炭鉱の紹介

(1)　志岐《しき》炭鉱

志岐《しき》炭鉱は、天草下島の苓北町一帯に広がる炭鉱で、魚貫《おにき》炭鉱と並んで天草地方の最大規模の炭鉱でした。

志岐《しき》炭鉱は、江戸時代に石炭が発見され、明治中期ないし末期から蒸気機関を用いて大規模な採掘が行われ、昭和二八年久恒炭鉱が志岐《しき》牛の迫に坑口を開いたことから苓北地域の石炭の産出が急激に増加しました。

志岐《しき》炭鉱は、最盛期には月産約八〇〇〇トン以上もの石炭を産出し、天草地方の炭鉱の中では最大規模の炭鉱となりました。

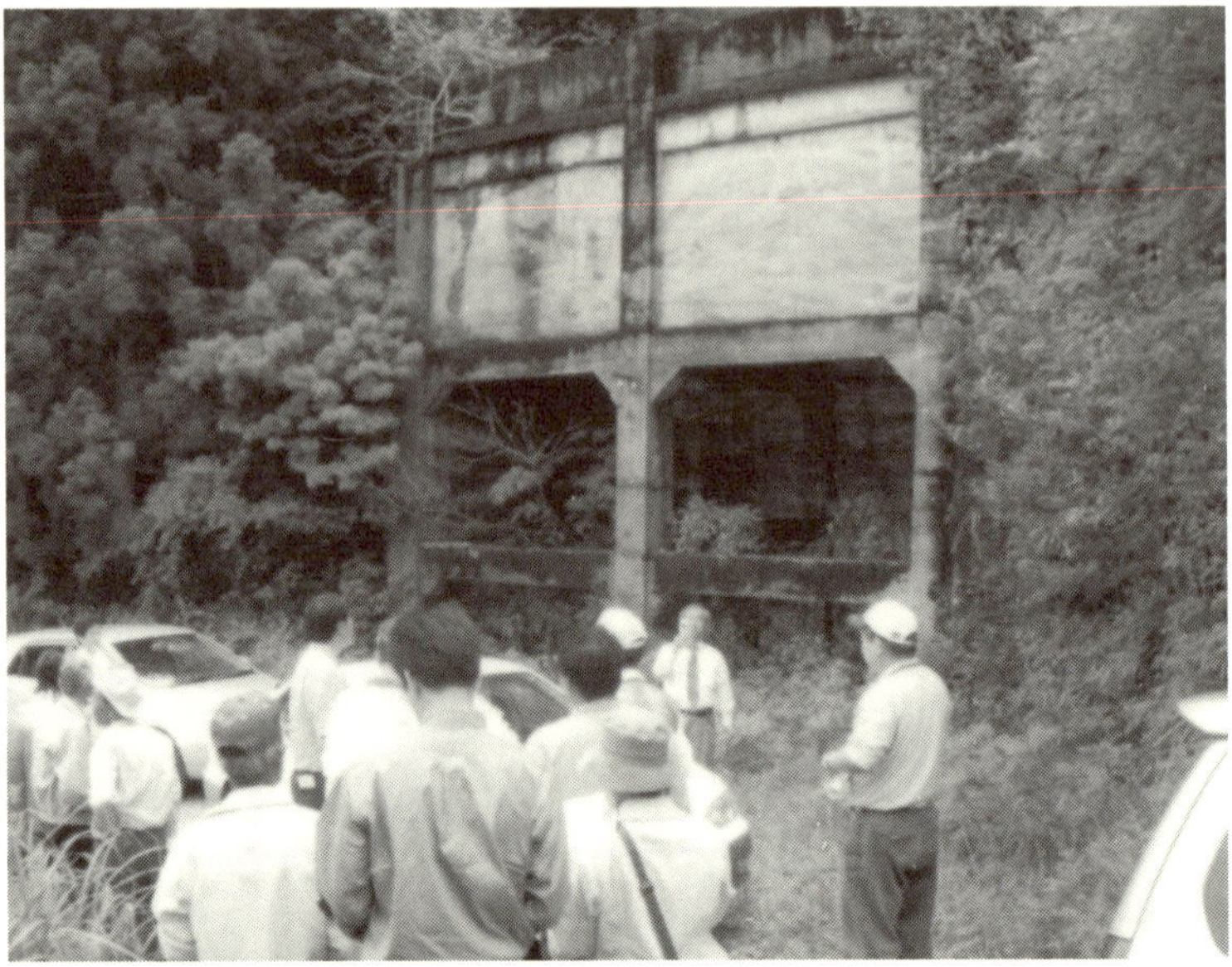

2005年5月8日現地観察にて。大嶽炭坑ホッパー（石炭積込場）跡

明治三三年から四五年には、炭鉱地から港までの石炭運搬用の鉄道・機関車が操業され、現在に至るまで天草地方の唯一の鉄道でした。

この志岐《しき》炭鉱は、昭和五〇年六月に閉山されましたが、天草で操業された最後の炭鉱となりました。

(2) 魚貫《おにき》炭鉱

魚貫《おにき》炭鉱は、天草市牛深《うしぶか》町西北部の魚貫《おにき》地区にありました。

魚貫《おにき》炭鉱は、明治の始め頃に露頭が発見され、その後、鉱業主を転々としながら昭和四八年五月まで操業されました。

天草地方の炭鉱の多くが、海に近く、採炭層が狭い上に傾斜している炭鉱が多かったのですが、魚貫《おにき》炭鉱は、採炭層が比較的安定していた優良鉱で、最盛期には月産約六〇〇〇トンに達し、天草地方の炭鉱の中では大規模な炭鉱でした。

魚貫《おにき》炭鉱が活況を呈していた昭和四〇年ころは、

魚貫《おにき》地区の人口約五四〇〇名のうち約二五〇〇名が鉱業に従事していたと言われ、魚貫《おにき》地区の経済を魚貫《おにき》炭鉱が支えていました。

　現在は、魚貫《おにき》炭鉱の坑口は、ほとんど閉鎖され、坑口の場所も多くは定かではありませんが、炭鉱施設の一部が現在も残っています。

(3) 牛深《うしぶか》炭鉱

牛深《うしぶか》炭鉱は、天草市牛深《うしぶか》町の南部、砂月地区にあり、九州最南端の炭鉱でした。

　明治二八年頃から採炭が始まりましたが、最盛期には月産約四〇〇〇トンを産出しました、海も近く、ほとんどの採掘地域が海底下で、坑内に湧水が多く、採算性が悪い炭鉱でした。昭和三九年ころに閉山となりました。

　牛深《うしぶか》炭鉱の烏帽子《えぼし》坑は、明治三〇年に操業を開始しましたが、湧水に悩まされ、数年で閉鎖されました。

　烏帽子《えぼし》坑口は、かつては桟橋などにより陸から坑口に入っていったと思われますが、現在は、海中に取り残され、陸地から近づくことはできません。烏帽子《えぼし》坑口は、海上に浮かぶ坑口として歴史的・文化的に重要なものとして、平成四年に旧牛深《うしぶか》市の指定文化財となっています。

第3章　裁判の闘いの経過

弁護士　原　啓章

1　西日本石炭じん肺訴訟の闘い

(1) 西日本石炭じん肺訴訟

西日本石炭じん肺訴訟の闘いはどのようにして始まったのでしょうか。

西日本石炭じん肺訴訟は、二〇〇四（平成一六）年四月二七日に言い渡された筑豊じん肺訴訟最高裁判決（平成一三年（受）第一七六〇号。以下「筑豊じん肺最高裁判決」といいます）が提訴の契機となりました。同判決は、国の規制権限不行使を違法と断罪し、じん肺患者の救済を図った画期的なものでした。

ところで、国が持っている規制や監督権限を適切に行使しなかった場合、はたして国は民事上の責任を負うのでしょうか。この点について最高裁判所は、「国又は公共団体の公務員による規制権限の不行使は、その権限を定めた法令の趣旨、目的や、その権限の性質等に照らし、具体的事情の下において、その不行使が許容される限度を逸脱して著しく合理性を欠くと認められるときは、その不行使により被害を受けたものとの関係において、国家賠償法一条一項の適用上違法となるものと解するのが相当である。」との判断基準を立て、一定の要件が満たされれば民事上の責任を負うことを認めていました。

筑豊じん肺最高裁判決は、この判断基準を前提として、「通商産業大臣は、遅くとも、昭和三五年三月三一日のじん肺法成立の時までに、前記のじん肺に関する医学的知見及びこれに基づくじん肺法制定の趣旨に沿った石炭鉱山保安規則の内容の見直しをして、石炭鉱山においても、衝撃式削岩機の湿式型化やせん孔前の散水の実施等の有効な粉じん発生防止策を一般的に義務づける等の新たな保安規制措置を執った上で、鉱山保安法に基づく監督権限を適切に行使して、上記粉じん発生防止策の速やかな普及、実施を図るべき状況にあったというべきである。そして、上記の時点までに、上記の保安規制の権限（省令改正権限等）が適切に行使されていれば、それ以降の炭鉱労働者のじん肺の被害拡大を相当程度防ぐことができたものということができる。本件における以上の事情を総合すると、昭和三五年四月以降、鉱山保安法に基づく上記の保安規制権限を直ちに行使しなかったことは、その趣旨、目的に照らし、著しく合理性を欠くものであって、国家賠償法一条一項の適用上違法というべきである」と判断し、国の民事上の責任を肯定しました。これにより、一九六〇（昭和三五）年四月一日以降炭鉱で就労してじん肺に罹患した患者に対し、国は損害賠償責任を負担することが明らかにされたのです。

このように、一九六〇（昭和三五）年四月という相当以前の炭鉱就労者であっても、国に対して責任を問うことができることとなりましたが、他方、時の経過によって国は民事上の責任を免れるのか、という点も、この裁判ではあわせて問題となってきました。専門的な用語で恐縮ですが、「時効」（除斥期間）の起算点が問題となったのです。除斥期間という用語は、法学上の用語です。民法七二四条後段は、「不法行為の時から二〇年を経過したときも、同様とする。」すなわち、不法行為の時から二〇年を経過した時は、不法行為による損害賠償請求権は「時効によって消滅する。」（同条前段）と規定しています。この二〇年の「時効」について、最高裁判所は、「除斥期間」を定めたものと判断しています（最高裁平成元年一二月二一日判決）。

そして、筑豊じん肺最高裁判決は、民法七二四条に規定されている除斥期間（二〇年）の起算点についても、以下のような判断を示し、時の経過にとらわれずにじん肺患者救済の途を開くことを確認したのです。「民法七二四条後段所定の除斥期間の起算点は、『不法行為ノ時』と規定されており、加害行為が行われた時に損害が発生する不法行為の場合には、加害行為の時がその起算点となると考えられる。しかし、身体に蓄積した場合に人の健康を害することとなる物質による損害や、一定の潜伏期間が経過した後に症状が現れる損害のように、当該不法行為により発生する損害の性質上、加害行為が完了してから相当の期間が経過した後に損害が発生する場合には、当該損害の全部又は一部が発生した時が除斥期間の起算点となると解すべきである。なぜなら、このような場合に損害の発生を待たずに除斥期間の進行を認めることは、被害者にとって著しく酷であるし、また、加害者としても、自己の行為により生じ得る損害の性質からみて、相当の期間が経過した後に加害者が現れて、損害賠償の請求を受けることを予期すべきであると考えられるからである。これを本件についてみるに、前記のとおり、じん肺は、肺胞内に取り込まれた粉じんが、長期間にわたり線維増殖性変化を進行させ、じん肺結節等の病変を生じさせるものであって、粉じんへの暴露が終わった後、相当長期間経過後に発症することも少なくないのであるから、じん肺被害を理由とする損害賠償請求権については、その損害発生の時が除斥期間の起算点となるというべきである」。この判断もまた、じん肺という疾病の特徴を見据えてじん肺患者を適切に救済し得る画期的なものでした。

この最高裁判決後、裁判による救済の動きは一気に加速しました。

北海道で闘われていた北海道石炭じん肺訴訟（札幌高等裁判所平成一一年（ネ）三一二号）では、二〇〇四（平成一六）年六月四日、国は、札幌高等裁判所に対し、「被控訴人（国）としては、この最高裁判決を重く受け止めており、同判決が本件訴訟の解決基準を示すものと理解しております。そして、被控訴人は、最高裁判決を基準とする和解の迅速な成立を真摯に望んでおり、誠意をもって、裁判所及び被控訴人らとの和解協議にあたりたいと存じますので、和解勧告をしていただいた上、和解期日を指定していただきたく上申します。」との上申書を提出しました。これを受けて、和解協議が進行し、二〇〇四（平成一六）年一二月一五日、ほとんどのじん肺患者七〇名との間で、和解が成立しました。この和解において、国は、「被控訴人国（経済産業大臣）は、筑豊じん肺訴訟最高裁判所判決において、昭和三五年四月以降、石炭じん肺防止のために鉱山保安法上の規制権限を直ちに行使しなかったことが国家賠償法の適用上違法と判断されたことを厳粛に受け止め、関係の皆様にお詫びする。」との謝罪をし（和解条項第一項、）、加えて、「被控訴人国（経済産業省）は、鉱山におけるじん肺対策に関し、じん肺法制定の趣旨・目的に照らし、最新の医学的、専門的知見を踏まえ、所要の検討を行う。」とのじん肺防止施策を講じることを約しました（同第四項）。ちなみに、この和解条項は、西日本石炭じん肺訴訟の和解条項にもそのまま明記されるところとなりました。

なお、札幌高等裁判所は、同じ日に、最初の管理区分から二〇年を経過している九名について、除斥期間の起算点を最終の管理区分決定時あるいは死亡時と解して、全員を救済する決定を下しました。このように、時の経過にとらわれないじん肺患者の救済の流れが大きく進んでいきました。

(2) 天草地方のじん肺患者はどのようにして裁判に立ちあがったか

それでは、筑豊じん肺最高裁判決が出されるまでに裁判を提起していなかったじん肺患者はどのように救済の途を進むこととなったのでしょうか。そして、かつて天草地方の炭鉱で働いたじん肺患者はどのようにして裁判に立ち上がったのでしょうか。

本書第2章などで述べましたように、熊本県の天草地方には、かつて、いくつもの零細炭鉱が存在していました。これらの炭鉱では良質な無煙炭が産出され、その品質から珍重されていましたが、他方では、炭層が薄く、労働条件は他の大規模な炭鉱と比べても過酷なものでした。また、炭鉱の経営者は総じて零細な経営基盤しかなく、じん肺を防止するための装備等も大規模な炭鉱と比べて劣っていました。ちなみに、先に示した筑豊じん肺訴訟最高裁判決中において、石炭鉱山においては、一九六一(昭和三六)年の調査で、さく岩機の湿式型化率は、九州大手炭鉱で一八・七%、九州中小炭鉱で五・九%にとどまり、金属鉱山と比較して大きく立ち後れていたという指摘がなされていますが、天草の炭鉱の状況も推して知るべしという状況であったのです。

このような劣悪な労働条件の下で、天草地方の炭鉱で懸命に働いてきた労働者の多くは不可避的にじん肺に罹患していったのです。

しかしながら、天草の炭鉱は一九七五(昭和五〇)年までに全て廃業しており、また、経営企業体も存続しておらず、その救済が放置されたままの状態にありましたが、筑豊じん肺最高裁判

郵 便 は が き

料金受取人払郵便

神田支店
承認

5518

差出有効期間
平成22 年6 月
30 日まで

101－8791

507

東京都千代田区西神田
2-7-6 川合ビル

㈱ 花 伝 社 行

お名前《ふりがな》 お電話
ご住所（〒　　　　　　　　） （送り先）

◎新しい読者をご紹介ください。

お名前《ふりがな》 お電話
ご住所（〒　　　　　　　　） （送り先）

愛読者カード

このたびは小社の本をお買い上げ頂き、ありがとうございます。今後の企画の参考とさせて頂きますのでお手数ですが、ご記入の上お送り下さい。

書 名

本書についてのご感想をお聞かせ下さい。また、今後の出版物についてのご意見などを、お寄せ下さい。

◎購読注文書◎

ご注文日　　年　　月　　日

書　　名	冊　数

代金は本の発送の際、振替用紙を同封いたしますので、それでお支払い下さい。（3冊以上送料無料）

なおご注文は　FAX　03-3239-8272　または
メール　kadensha@muf.biglobe.ne.jp
でも受け付けております。

決が下されたことで、炭鉱を経営していた企業が廃業していても、国に対して責任追及する途が開かれました。天草地方のじん肺患者にも救済の光明が見えてきたのです。

(3) 筑豊じん肺最高裁判決後、救済の声が殺到！

筑豊じん肺最高裁判決の後、じん肺訴訟を担当した弁護士のもとへ、救済を希望するじん肺患者から相次いで問い合わせが届きました。

このような多くの救済要請の声を受けて、筑豊じん肺最高裁判決の基準によって救済されるべき元炭鉱夫や遺族が結集し、国及び現在も活動している企業（有資力企業）に対し、全面的な解決の要求を行うこと、仮にこのような要求が拒絶された場合、国及び石炭企業を相手方として訴訟提起をし、全面解決を図ることという方針が固まりました。

このような方針のもと、二〇〇五（平成一七）年二月中に、天草地区、大牟田・荒尾地区、福岡地区において説明会が開催されました。天草地方の説明会には約五〇名のじん肺患者が集まりました。

二〇〇五（平成一七）年四月三日、飯塚市内で、このような請求人全員が結集して「西日本石炭じん肺請求人団」の結成式が開催されました。

この結成式において、この請求人団の基本方針を「筑豊じん肺訴訟の最高裁判決及び北海道石炭じん肺訴訟での札幌高裁の和解成立という成果の下に闘われるものであり、石炭じん肺に罹患した被害者の救済とじん肺の根絶を目指すもの」と確定し、スローガンを「あやまれ、つぐなえ、なくせじん肺」とすることが決定しました。

この結成式において、以下のような総括的な宣言が格調高く採択されました。少し長くなりますが、当時の状況が的確に示された宣言文ですので、ここにその大要を引用しておきます。

「本日、西日本石炭じん肺請求人団が、昨年四月二七日に言渡された筑豊じん肺訴訟における最高裁判所勝利判決及び昨年一二月一五日に成立した北海道石炭じん肺訴訟の札幌高等裁判所における勝利和解を受けて、石炭企業で働き、じん肺に罹患した者の救済と日本の世の中から全てのじん肺の根絶を求めて、結成された。

言うまでもなく、じん肺は最大で最古の職業病である。特に、石炭企業で働き、じん肺に罹患した者は、いわば国策として強力な石炭増産政策が推進されてきたのに、極めて不十分な粉じん対策しかとられなかったことから、発生したものであり、いわば国の石炭政策の犠牲者であった。

昨年四月二七日に言渡された筑豊じん肺訴訟における最高裁判所勝利判決及び昨年一二月一五日に成立した北海道石炭じん肺訴訟の札幌高等裁判所における勝利和解によって、石炭企業のじん肺発生責任はもちろんのこと、国の監督責任も余すところなく明らかにされた。よって、我々西日本石炭じん肺請求人団は、石炭企業と国に対して、謝罪、賠償金の支払い、じん肺の再発防止の約束の三つの要求をするものである。

石炭企業と国は、直ちに我々西日本石炭じん肺請求人団に対し、謝罪し、賠償し、じん肺の再発防止を約束すべきである。我々西日本石炭じん肺請求人団は、裁判に拠らないで、話し合いで、

2005年4月28日　西日本新聞

16版　2005年(平成17年)4月28日　木曜日　西

未救済じん肺 提訴

患者ら約140人 国などに14億円請求

福岡、熊本地裁

九州各地の中小炭鉱で働き、じん肺を患ったが、経営企業の倒産などで司法救済から取り残されてきた患者と遺族計百四十二人が二十七日、国と現存する企業を相手に、総額十四億二千万円の損害賠償を求める「西日本石炭じん肺訴訟」を福岡、熊本両地裁に提訴した。

福岡県内の弁護士らが今年初めに「西日本石炭じん肺弁護団」を結成、未救済の患者掘り起こしを進めてきた。「国が一九六〇年四月以降、粉じん防止の規制権限を行使しなかったことは違法」と、じん肺被害に対する国の責任を初めて認めた昨年四月二十七日の「筑豊じん肺訴訟」最高裁判決の水準に基づき、一人当たり一千百万―三千三百万円の賠償を求めていく。

弁護団によると、福岡地裁の原告は、福岡、長崎、鹿児島各県に住むじん肺患者四十八人と遺族五十八人の計百六人。被告は国のほか、炭鉱を経営していた日鉄鉱業、住友石炭鉱業、三井松島産業、松島炭鉱の四社で、計約十億二千五百万円の賠償を請求。原告によって国だけを提訴したり、被告とする企業数が異なるという。熊本地裁では、熊本県在住の患者三十六人が国に計約四億円の賠償を求めている。

このほか企業と交渉中のじん肺患者がおり、話し合いの結果次第で今後、追加提訴する方針。北海道や東日本でも、未救済患者による集団提訴の動きがあるという。

同弁護団は「筑豊じん肺訴訟の最高裁判決の成果のもと、西日本に残されたじん肺患者の救済を図り、わが国からすべてのじん肺根絶をめざしたい」と言う。

1日も早い救済訴える

じん肺賠償提訴 地裁前で集会

天草地区の炭鉱などで働き、じん肺になったとして、36人の患者が国を相手取り27日、熊本地裁に起こした訴訟で、患者は「症状は年を追うごとにひどくなる。一日も早く救済を」と訴えた。

提訴を前に、熊本地裁前で行われた集会で「西日本石炭じん肺熊本請求団」の山本西雄団長(81)(河浦町新合)は「国がもっと早く粉じん対策に取り組んでいれば、多くの患者が亡くならずにすんだ。団結して最後まで闘いたい」と決意を述べた。

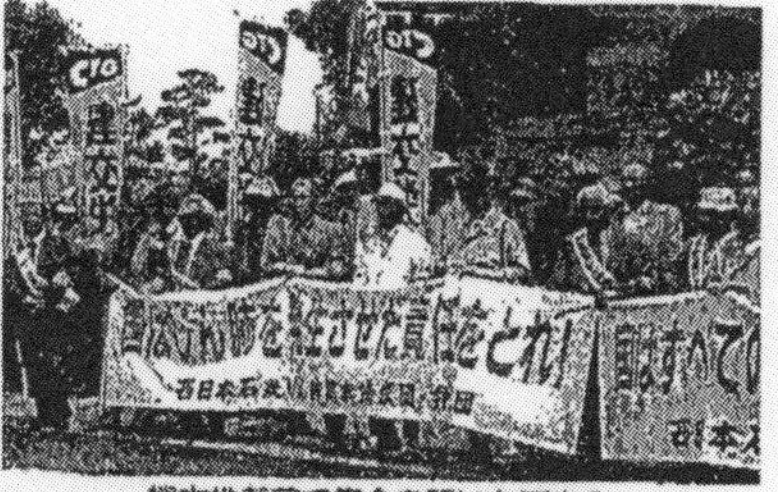

熊本地裁前で集会を開いた原告ら

山本さんは1948年から63年までの間の計約5年間、河浦町の旭無煙炭鉱などで働いた。その後、気管支炎などを発症し、95年にじん肺の認定を受けた。「視界がはっきりしないほど粉じんが舞う坑内で、毎日8時間石炭を掘り続けた。会社からマスクの配布はなく、タオルを口にあてて作業したが、通気が悪く、苦しくてたまらなかった」と振り返った。

請求団は患者と遺族約50人で構成。天草地区の炭鉱で働いていた人がほとんどで、炭鉱を経営していた会社はいずれも今では存在しないという。

2005年4月28日　読売新聞

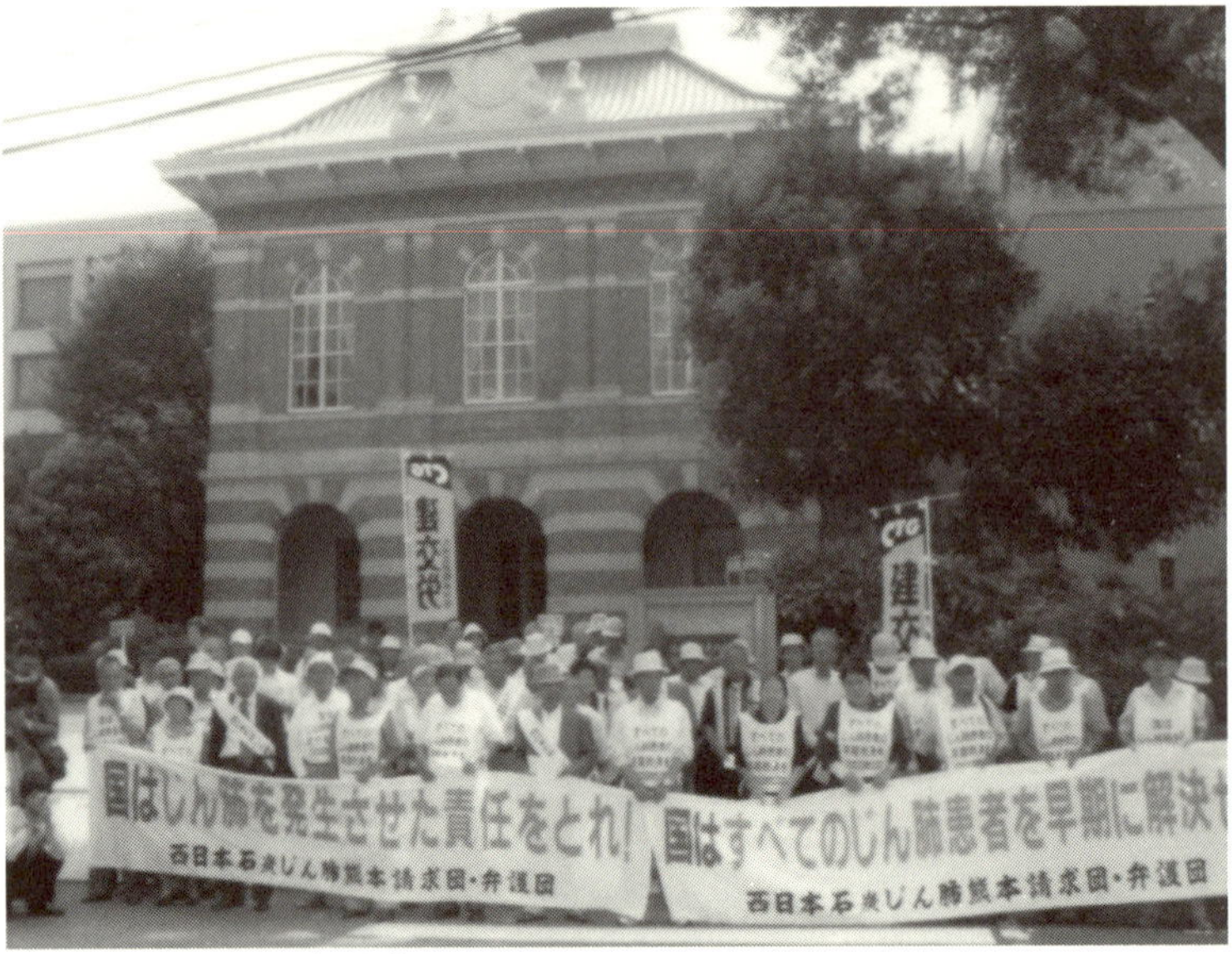
国はじん肺を発生させた責任をとれ!
西日本石炭じん肺熊本請求団・弁護団
国はすべてのじん肺患者を早期に解決せ
西日本石炭じん肺熊本請求団・弁護団
2005年4月27日　熊本地裁前にて

『あやまれ、つぐなえ、なくせじん肺』の三つの要求を実現することを希望している。

しかし、我々西日本石炭じん肺請求人団は、石炭企業と国が、三つの要求の実現を拒否する場合は、直ちに裁判を提起する予定である。我々西日本石炭じん肺請求人団は、三つの要求の実現のため、結成が予定されている東日本石炭じん肺請求人団、北海道石炭じん肺請求人団と団結するのはもちろんのこと、現在、『なくせじん肺』の施策の実現を求めて国を被告として全国各地で闘われているトンネルじん肺根絶訴訟の原告団と団結し、さらには、じん肺の根絶と労災職業病の根絶を願う労働者や国民と共に闘うものである」

(4) 遂に、西日本石炭じん肺訴訟が提起される！

西日本石炭じん肺請求人団結成式が開催された翌四日から、国及び有資力石炭企業に対する請求及び交渉が開始されました。

しかしながら、国及び有資力企業のうち日鉄鉱業株式会社ほかの一部企業とは話合いによる解決ができなかったため、筑豊じん肺訴訟最高裁判決が言い渡された日から丁度一年目にあたる二〇〇五（平成一七）年四月二七日、福岡地方裁判所及び熊本地方裁判所に対し、西日本石炭じん肺訴訟が提起されました。

（5）西日本石炭じん肺訴訟の概要

福岡地方裁判所に提起された西日本石炭じん肺訴訟は、国、日鉄鉱業株式会社、住友石炭鉱業株式会社、三井松島産業株式会社及び松島炭鉱株式会社を被告として提起されました。原告数は一〇六名を数える大規模訴訟となりました。

また、熊本地方裁判所に提起された西日本石炭じん肺訴訟は、既に消滅している天草の零細な炭鉱で就労した原告らを中心として構成されたため、被告を国のみとし、原告数三六名（一次提訴者数）での提訴となりました。

（6）天草炭鉱の現地視察へ

「天草にかつていくつもの炭鉱があった」この事実を知る人は熊本県内においてもそれほど多くはありませんでした。西日本石炭じん肺熊本訴訟の弁護団員における天草炭鉱に関する認識も、当初は、正直言ってそれほど高いものではありませんでした。

そこで、二〇〇五（平成一七）年五月七日と八日の二日にわたって、弁護団員による現地視察

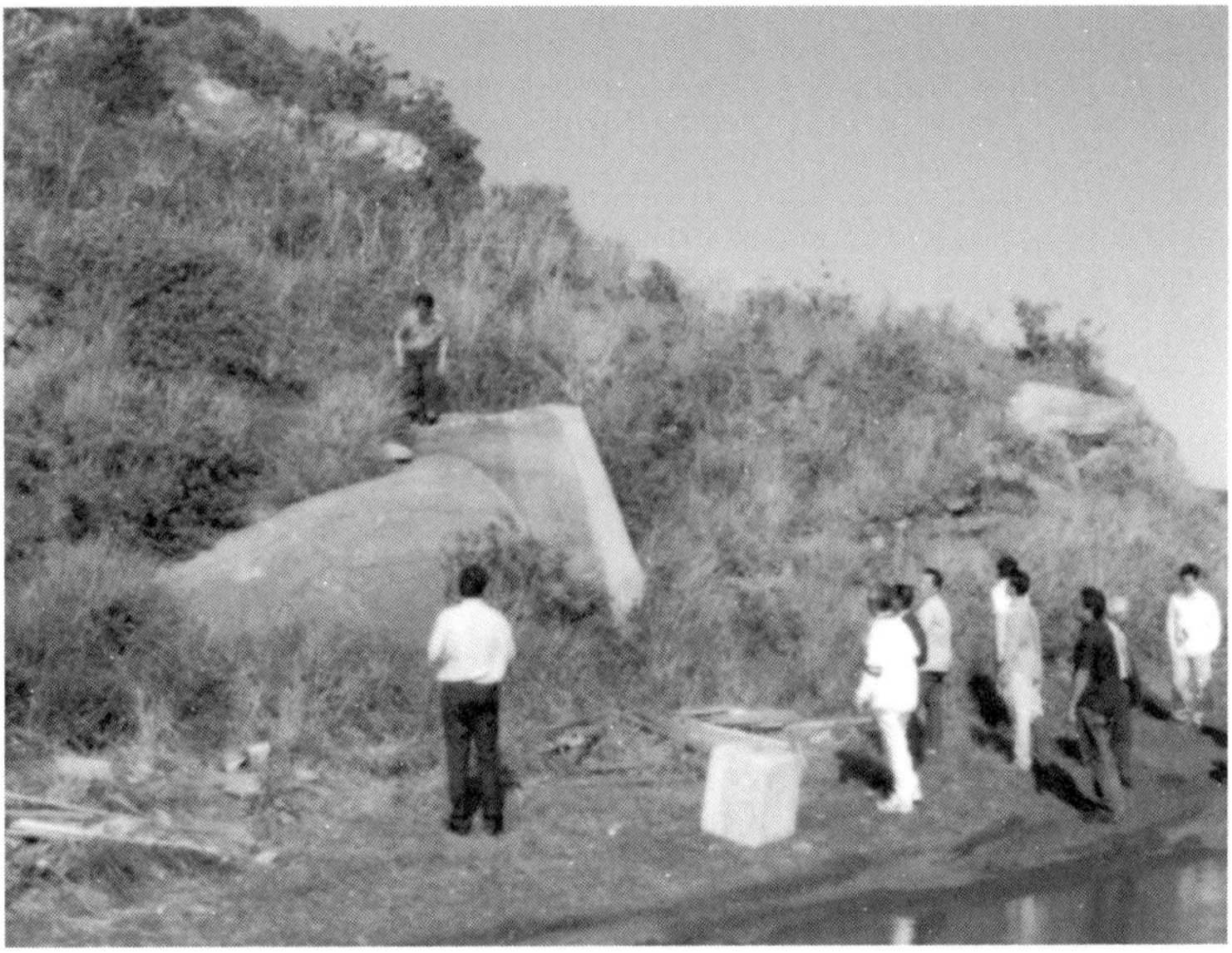

2005年5月7日　現地観察をする弁護団

を実施しました。弁護団員は、二日にわたる現地視察によって、今では現地の人からも忘れ去られている坑口や炭住跡などを実際に視察し、往時の様子を振り返りました。この成果は、二〇〇五（平成一七）年九月二日に熊本地方裁判所で開かれた第一回口頭弁論での意見陳述に反映され、天草炭鉱の状況を裁判所に具《つぶさ》に伝えることに成功しました。

(7)第一回口頭弁論期日で和解による解決が確定！

二〇〇五（平成一七）年九月二日午前一一時、熊本地方裁判所の大法廷で、西日本石炭じん肺熊本訴訟の第一回口頭弁論期日が開かれました。原告や支援者らが大法廷に多数参集し、固唾《かたず》をのんで裁判の進行を見守りました。

裁判が始まると、原告二名が意見陳述を行うとともに、弁護団から五名の弁護士が熱のこもった意見陳述を行いました。北海道からも、北海道石炭じん肺訴訟を闘った太田賢二弁護士が遠路遥々駆けつけ、

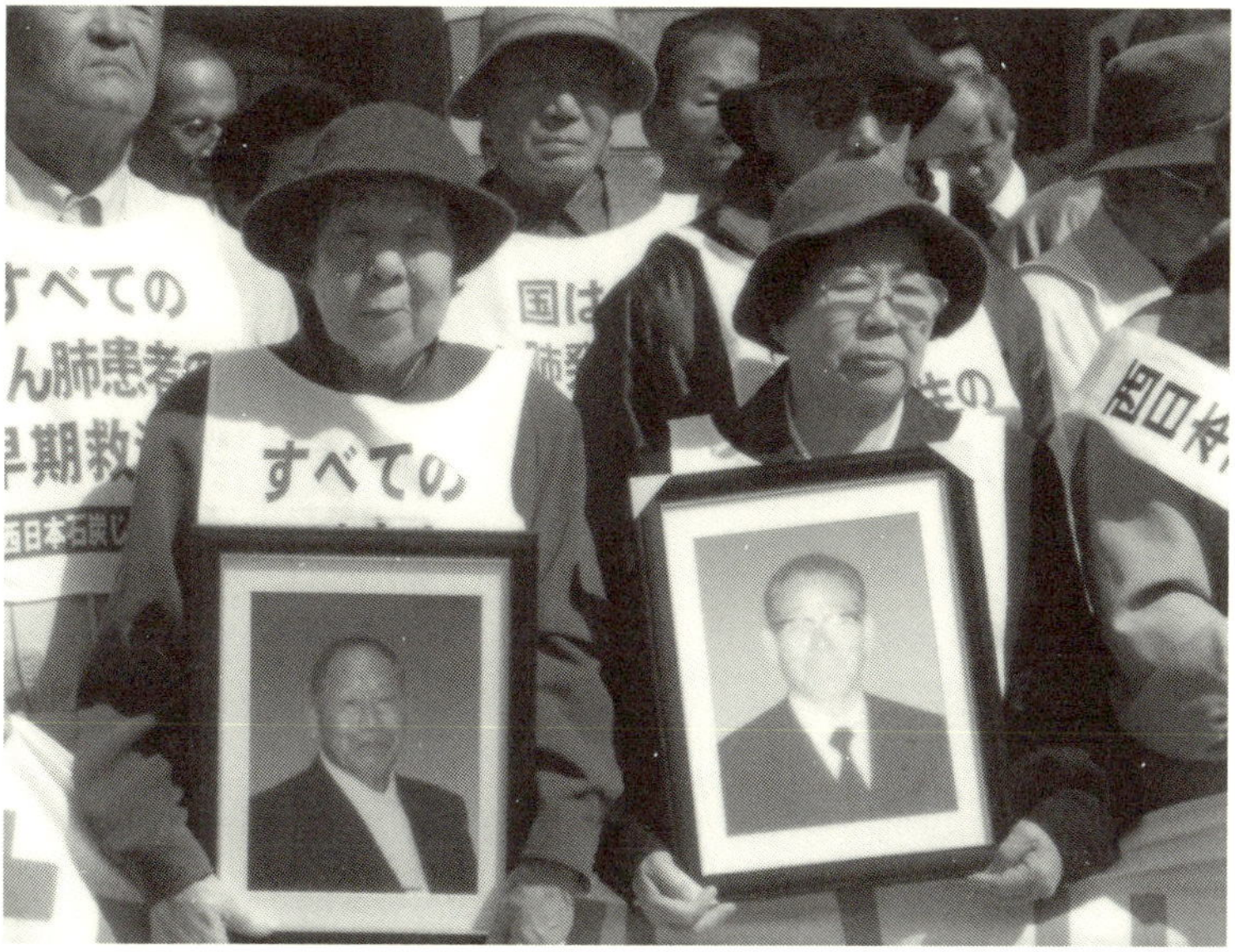

夫の遺影を持ち、早期解決を願う妻たち

力強い意見陳述が展開されました。

熊本訴訟の副団長である長野重俊さんは、第一回口頭弁論期日の法廷で行った意見陳述をこう締めくくりました。

「私も現在七六歳となりました。熊本請求団の多くも高齢となっており、平均年齢は七三歳にまで至っています。私は、これまでに他のじん肺訴訟に関わった原告の方から、じん肺患者が元気なうちに裁判で解決を勝ち取ることはなかなか難しいという話をしばしば聞いております。裁判所におかれましては、これ以上、じん肺で苦しみ、亡くなっていく人が出ないうちに、一日でも早く、全面的な救済を図ることができますよう、ご尽力をいただきたいと切にお願い申し上げる次第です。」

原告側が弁論を終えた後、訴訟進行に関する裁判長からの問いかけに答えて、被告国から意見が述べられました。

訟務検事と呼ばれる国の代理人は、私たちが希望したとおりの意見を述べました。

すなわち、訟務検事は、「被告の今後の方針としては、筑豊じん肺最高裁判決及び北海道じん肺最高裁決定で示された基準を踏まえ、具体的証拠関係に照らして、それらの要件を充足すると認められる原告については、和解による解決を図りたい」と述べて、次回以降、和解による解決を図る手続きを進めることを宣言したのです。

熊本訴訟の原告らの多くは永年救済を放置されてきた高齢者でした。平均年齢は七三歳に達していました。早期救済の要請は切実でした。国が早期和解解決に向けて積極的に訴訟進行を図ることを宣言したこの期日は、画期的なものであり、原告団・弁護団はともに喜びを分かち合いました。

(8) 追加提訴の状況

西日本石炭じん肺熊本訴訟の第一次提訴者は三六名でしたが、その後、順次、追加提訴を行い、最終的には五次提訴、原告数は総数六二名（じん肺患者数五四名）までに達しました。

なお、追加提訴の経過は以下のとおりです。

二次提訴　提訴日　二〇〇六（平成一八）年七月二六日
　　　　　提訴数　原告数一九名（じん肺患者数一一名）

三次提訴　提訴日　二〇〇七（平成一九）年二月八日
　　　　　提訴数　原告数三名（じん肺患者数三名）

四次提訴　提訴日　二〇〇七（平成一九）年四月二〇日
　　　　　提訴数　原告数二名（じん肺患者数二名）
五次提訴　提訴日　二〇〇七（平成一九）年七月三一日
　　　　　提訴数　原告数二名（じん肺患者数二名）

（9）第一回口頭弁論期日の後の闘い

被告国は、第一回口頭弁論期日から、和解による解決を図ることを宣言したものの、その次の課題として、各原告の症状等が、最高裁が提示した基準に合致するかどうかの個別的な検討を行う手続きが待ち受けていました。また、患者が死亡した場合、その死因がじん肺の症状を原因とするのか否かという点についても被告国はじん肺による死亡を争う主張を行いました。加えて、時の経過によって請求が棄却されるべきであるとの除斥期間の主張も被告国は提示してきました。

以上のような三点を主な裁判上の争点として、第一回口頭弁論期日後の裁判は進んでいきました。

（10）坑内就労者であることの立証活動

国に対する損害賠償請求が認められるためには、原告が炭鉱内で働いていたことが要件となります。裁判上では、「坑内就労」者か否かという用語で議論がなされました。就労状況を証明する公的な資料として、被保険者記録照会回答票（資格画面）があります。坑内就労者は、この回答票の「種別」欄の数字が「3」と記されます。しかしながら、坑内就労に従事していた人であってもこれが「3」とされていない人が稀に存在します。このような人について、被告国は、坑内就労者であると認めませんでした。

このため、弁護団では、当該原告から詳しい就労実態を聞き取り、陳述書という書面に起こして証拠として提出しました。また、当該原告の就労実態を知る同僚がいないか確認をしたり、当時の写真がないか探したり、その他関係する証拠がないか徹底的に調査しました。このような調査結果が裁判所に提出された結果、坑内就労であると主張する全ての原告について、裁判所から、坑内就労者であるとの所見が示されることとなりました。そして、この所見を被告国も受け入れて、「坑内就労」問題は解決に至りました。

(11) じん肺死問題、除斥問題も乗り越える

残されたじん肺死か否かという問題、除斥期間の起算点をどこに置くかという問題についても、弁護団の叡智を結集して、和解により乗り越えるための努力が尽くされましたが、除斥期間の起算点の問題について、被告国は最後まで自説に固執し、和解を拒否する態度をとり続けました。

このため、原告団・弁護団は、これらの問題については、判決という形で裁判所の判断を受けることもやむなしとの決断を下しました。

そして、これらの問題については、西日本石炭じん肺福岡訴訟の判決で、その判断を先行して受けることとなりました。

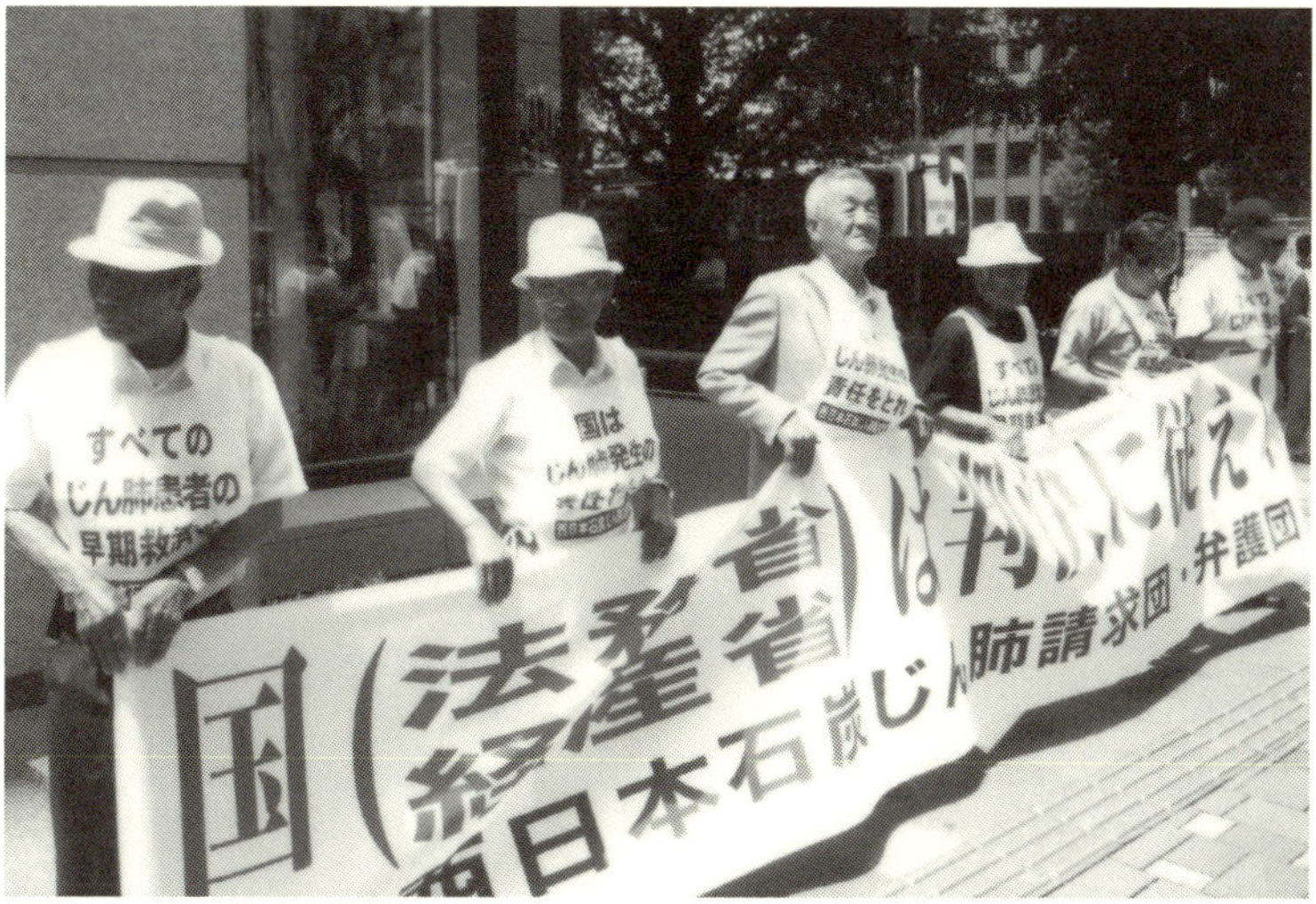

2007 年８月２日　福岡地裁判決が出た翌日の東京行動

二〇〇七（平成一九）年八月一日、福岡地方裁判所第二民事部は、原告らの主張をそのまま認める判断を下しました。この判決は、日鉄鉱業のじん肺加害責任を認めるとともに、国の責任も原告らの主張通りに認めるものでありました。国が争っていた除斥期間の起算点の問題についても、今まで認められていた管理区分決定時やじん肺死のほかに、合併症認定時を加えるという判断が下され、原告らの主張がそのまま認められました。

日鉄鉱業は、この判決で二三回目の敗訴判決を受けることとなりました。

原告団・弁護団は、被告日鉄鉱業と国に対して、控訴することなく原告全員と和解解決するよう声明を出し、上京して控訴断念の運動を徹底的に展開しました。

⑫ 控訴断念への闘いに勝利

このような運動の結果、国は、二〇〇七（平成一九）年八月九日、除斥期間の起算点に関する今までの

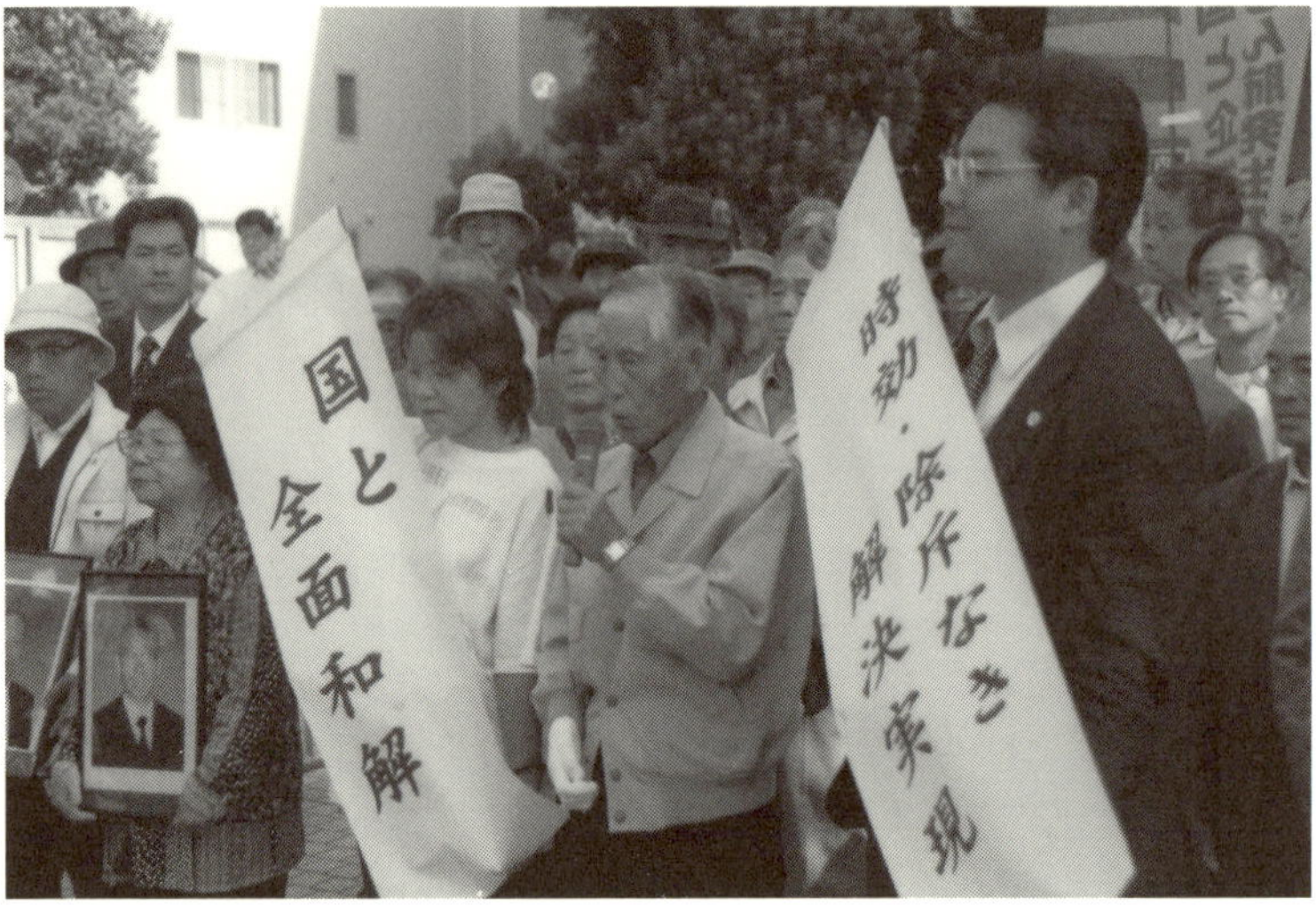

2007 年 10 月 23 日　熊本訴訟の全面解決が実現した

主張を改め、福岡訴訟の原告らとの和解が成立しました。控訴期間中に国が控訴せず、和解解決を図ったというのは前例のない快挙でした。

⒀ 熊本地裁での全面和解解決が実現

熊本地方裁判所では、二〇〇七（平成一九）年九月二〇日に判決宣告が予定されていましたが、福岡地方裁判所での勝利判決を受けて、この期日が変更され、同年一〇月二三日に和解期日が開かれ、残されていた二四名の患者（生存原告二二名、死亡原告二名）について、和解が成立しました。これにより、西日本じん肺熊本訴訟の原告五四名全員について和解が成立し、「時効・除斥なき」全面解決がここに実現しました。

西日本石炭じん肺熊本訴訟は、二〇〇五（平成一七）年四月二七日の第一次提訴から約二年半で全面解決したことになります。筑豊じん肺訴訟が解決までに一八年四か月かかったことを思えば、早期の解決が実現したことになります。しかしながら、この筑豊じん

西日本石炭じん肺熊本訴訟

原告24人と国和解

提訴から2年半で終結

熊本地裁

天草地方などの炭鉱で働き、国が安全対策を怠ったためじん肺にかかったとして、元作業員らが国に損害賠償を求めた「西日本石炭じん肺熊本訴訟」の和解協議が二十三日、熊本地裁（石井浩裁判長）であり、未解決だった原告患者二十四人（うち死亡二人）と国との和解が成立した。これで原告五十二人（同五人）はすべて和解し、二〇〇五（平成十七）年四月に提起された同訴訟は終結した。

【2、3面に関連記事】

新たに和解が成立したのは、天草市や天草郡苓北町などに住む八十四－六十四歳の元作業員。和解条項によると、国は各原告に謝罪した上で、一人当たり約九百十七万－四百七十七万円、計約一億三千三百五十万円を支払う。

同訴訟は、国の加害責任が確定した〇四年四月の筑豊じん肺訴訟最高裁判決を受け、石炭企業の廃業などで未救済だった天草地方のじん肺患者ら三十六人が、一人当たり千百万円の賠償を求めて提訴。昨年七月までの追加提訴で原告数は五十二人となった。

和解による解決を目指す原告に対し、国は「筑豊じん肺訴訟最高裁判決などで示された基準を充足する原告とは和解で解決したい」との方針を表明。昨年三月から今年四月まで、原告二十八人の和解が順次成立した。

未解決だった二十四人については、損害賠償請求権が消滅する除斥期間（二十年）の起算点をめぐり、国側が「じん肺罹患（りかん）の決定を受けた時から、既に二十年が経過している」と主張。「進行性のじん肺被害では、より重症の法定合併症の認定を受けた時が起算点」とする原告側との話し合いはつかず、いったんは判決期日が指定された。

しかし、熊本訴訟と同様に除斥期間の起算点が争点となった八月の西日本石炭じん肺福岡訴訟判決で、原告側が全面勝訴したため、国側は原告側の主張を事実上受け入れ、和解方針に転じた。

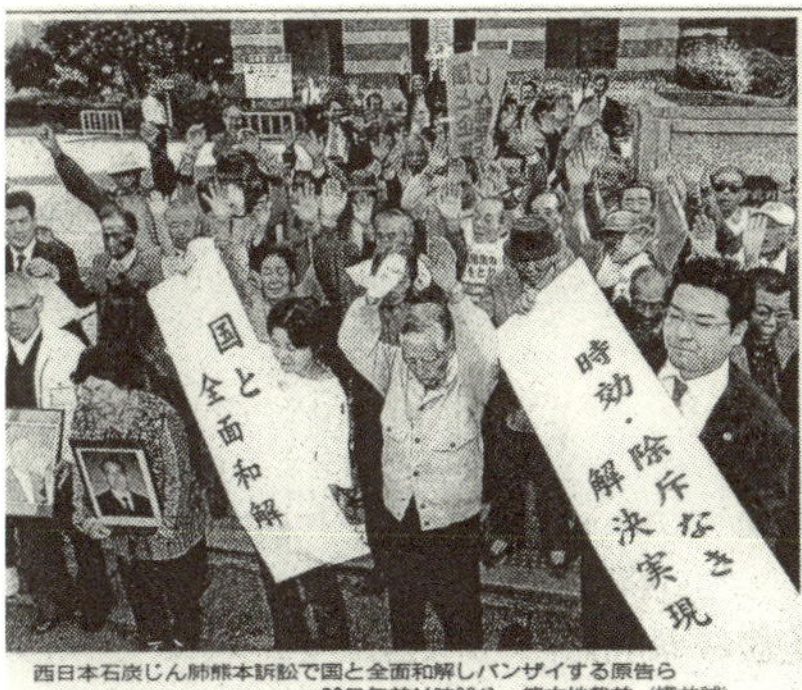

西日本石炭じん肺熊本訴訟で国と全面和解しバンザイする原告ら＝23日午前11時38分、熊本地裁前（横井誠）

関係者談話

解決できうれしい

板井優・原告弁護団長の話　天草地方でじん肺に苦しんできた方々の解決ができてうれしい。遅ればせながらも、国が除斥期間について患者側の主張を認めたことは評価したい。今後も一致団結し、政府にじん肺根絶を求めていきたい。

心からお見舞い

柏葉清志・経済産業省石炭保安室長の話　国は誠意を持って和解協議に対応してきた。今回和解が成立し、本訴訟は終了となり、大変喜ばしい。長い間、じん肺に苦しんでこられた方々、亡くなられた方々に心からお見舞い申し上げる。

熊本日日新聞　2007年10月23日

肺訴訟という長年の熱い闘いがなければ、このような早期の解決は決して実現しなかったでしょう。筑豊じん肺訴訟では、最高裁判決の時点で、原告患者一六九名のうち、提訴時にすでに亡くなっていた患者を含めて一一四名もの患者が亡き人となっていたといいます（小宮学著『筑豊じん肺訴訟　国とは何かを問うた18年4か月』海鳥社、一一頁）。掛け値なしの「命をかけた闘い」があったからこそ、あの画期的な最高裁判決が下されたことは間違いのないことでした。

他方、西日本石炭じん肺熊本訴訟も、提訴から二年半の闘いでしたが、残念ながら、提訴以来、五名の原告が亡くなられました。国は第一回口頭弁論期日で和解解決を宣言したのですから、国が柔軟な対応をとれば、もう少し早く解決できたのではないか、そうすれば、原告全員で勝利解決を祝うことができたのに。このような無念さを原告らは胸に抱きつつも、全員の団結で勝ち取った全面勝利解決という結果を率直に噛みしめました。

2　原告団長が振り返る裁判の闘い

西日本石炭じん肺熊本訴訟原告団長　山本四雄

二〇〇五（平成一七）年四月一〇日、西日本石炭じん肺熊本請求団を結成しました。「やっと我々の闘いの時が来た」という気持ちと、「本当に解決するのだろうか」という気持ちが皆にありました。私は、請求団結成の一年前に組合を通して、筑豊じん肺訴訟や北海道石炭じん肺訴訟の闘いが、最高裁の判決・決定により終決したことを知りました。長い闘いののち勝利した仲間たちを我が事のように喜びました。しかし、その一方で、原告の多くが亡くなっていることも知り、複雑な気持ちとなりました。

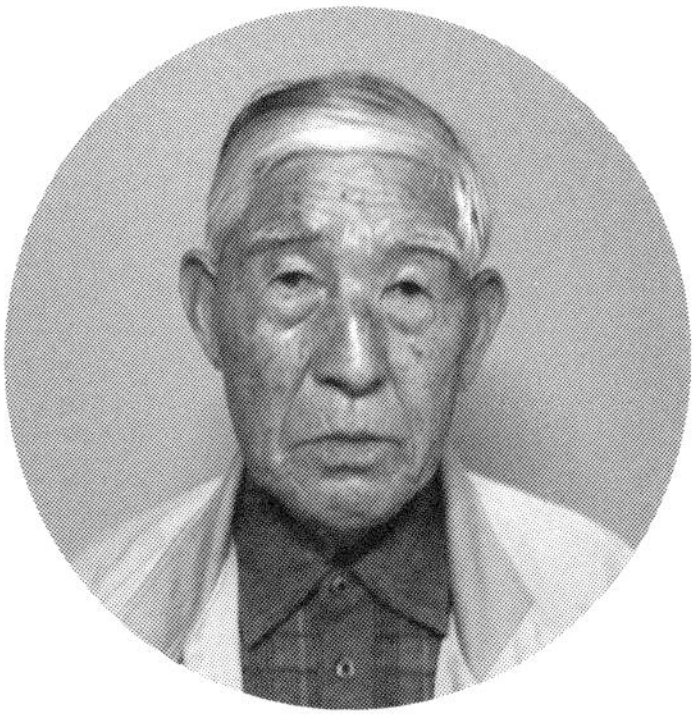

山本四雄団長

西日本石炭じん肺の提訴が決まった時は、「原告全員が一致団結して闘いぬきたい」と心に固く決め、もう後には引けないという思いで覚悟を決めました。しかし、天草の炭鉱の全てが一九七五（昭和五〇）年以前に閉山となっており、多くの請求団員は高齢との闘いでもありました。私も八一歳という年齢であり、一日でも早い解決を誰よりも望んでいました。

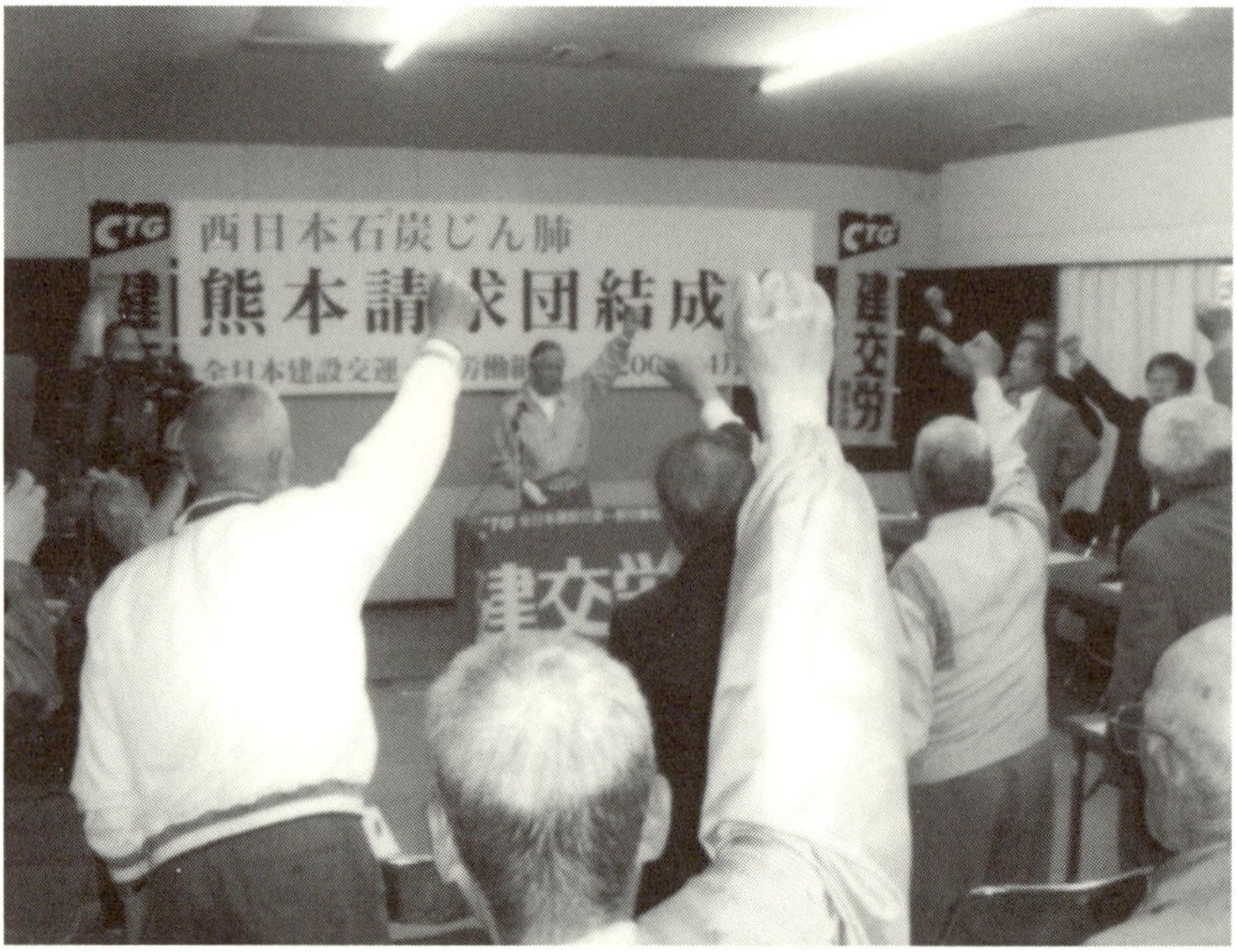

2005年4月10日　一致団結して請求団を結成する

第一回口頭弁論で、国側が筑豊じん肺訴訟判決の基準に基づいて和解をすることを表明しましたが、本当に喜んでいいものかどうか分かりませんでした。「筑豊じん肺訴訟や北海道石炭じん肺訴訟で長く闘われた方たちのおかげでこんなにも早く解決できるのか」といううれしい気持ちの一方で、「早い時期に管理区分決定を受けた原告について国は争うかもしれない」と聞いていたので、「原告の一部は和解の対象にならず、長い闘いになるのであろうか」という不安な気持ちにもなりました。

　石炭は日本の重要なエネルギー源として、戦前、戦中はもちろんのこと、戦後も高度成長期を支え続けましたが、炭鉱労働者の多くが粗末にされ続けました。じん肺に罹患した命の叫びが胸に突き刺さる中、高齢化が進む原告に残された時間は少なく「一刻も早く救済の手だてを考えるべき」という強い思いで法廷に臨んだことが思い出されます。

二〇〇七（平成一九）年八月一日、暑い日差しの中、私は、福岡訴訟の判決に立ち会いました。同じ西日本石炭じん肺訴訟で闘う仲間の判決と同時に、熊本訴訟の解決をも左右する判決を、自分の目で耳で確かめるため、その場に立っていました。

福岡地裁において『じん肺に時効・除斥なし』の判決が出され「これで熊本訴訟でも勝利する」と確信しました。

同九日に国側が控訴を断念した事から、熊本訴訟の問題は一気に解決しました。「これで、熊本請求団全員が国と和解できる」と思い、今まで張り詰めていたものが一気に解き放たれたような感じがしました。国側が和解を拒否していた二四名と一刻も早い解決を望んでいた請求団全員と喜びを分ち合いたいと思いました。その一方で、志半ばで亡くなった仲間のことが頭をよぎり、思わず天を見上げました。

同九日に国側が控訴を断念したことから、熊本訴訟も一気に解決に向かいました。一〇月二三日に熊本地裁で全面和解が成立し、言葉では言い表せないようなすがすがしい気分になりました。弁護団の諸先生や請求団の事務局の方々を始め全国各地からのご支援に心から深く感謝申し上げ、今も続いている西日本石炭じん肺福岡訴訟の早期全面解決、そして、じん肺根絶を願います。また、志半ばで亡くなった仲間のご冥福を心よりお祈り申し上げます。

第4章　原告の声から振り返る天草地方の炭鉱

弁護士　江越和信

私たちは、本ブックレットを作成するにあたり、天草地方の炭鉱の実態を直接働いていた原告らから聞き取り記録として残そうという試みを行いました。このような聞き取りの結果を、以下、記したいと思います。

1　原告らの天草地方の炭鉱での職歴について

一九六〇（昭和三五）年四月時点（旧じん肺法の施行時）及びそれ以降の時期に、原告らが働いた炭鉱名と期間は次のとおりです。原告の中で最も早い人は、一九四五（昭和二〇）年から天草の炭鉱で働き出しています。

①天草下島北部地方の炭鉱

寺田親人さん　大嶽炭鉱（昭和三二年四月～昭和四〇年一二月）
高見保さん　竹之迫炭鉱（昭和三六年二月～昭和四四年二月）
田中美津雄さん　志岐《しき》炭鉱（昭和三四年三月～昭和五〇年六月）
田中年光さん　志岐《しき》炭鉱（昭和三〇年八月～昭和五〇年六月）
里﨑多積さん　竹之迫炭鉱（昭和三二年一〇月～昭和三五年一〇月）

②天草下島南部地方の炭鉱

山本憲雄さん　魚貫《おにき》炭鉱（昭和三九年一〇月～昭和四五年四月）
小林久人さん　旭無煙炭鉱（昭和三二年六月～昭和三九年四月）
中崎孝さん　今富炭鉱（昭和三〇年一月～昭和四〇年四月）
里﨑多積さん　魚貫《おにき》炭鉱（昭和三六年二月～昭和四八年六月）
山本四雄さん　旭無煙炭鉱（昭和三五年八月～昭和三八年一〇月）
平山正則さん　権現山炭鉱（昭和三六年八月～昭和三九年一月）
上野認さん　権現山炭鉱（昭和三七年四月～昭和四一年七月）、魚貫《おにき》炭鉱（昭和四四年八月～昭和四八年一月）

2　原告らが生まれ育った環境

原告らが生まれ育ったのは、天草下島（天草地方のうちで最も西側に位置し、天草地方で最も大きな島です）にある町村です。

原告らの両親の仕事は、ほとんどが小規模農家です。田と畑を数反ずつ持ち、田では夏場に米を冬場に麦を、畑ではサツマイモ、野菜、タバコなどを作っていました。原告らの兄弟は、少なくても三人、多い人は一〇人です。多人数の一家の生活には現金収入が必要なため、原告らは、両親らと一緒に農業をするかたわらで、日傭取り（日当で働く）などをして現金収入を得ていました。日傭取りの仕事は、主に近所の農家の仕事を手伝ったり、山林の仕事でした。山林の仕事は、天草の山林から、木造船や建築物の材料に使う大きな木（松や杉が多かった）を切り出したり、薪や炭鉱の坑木となる木を切り出すなどの仕事でした。日傭取り以外の仕事では、炭を焼いたり、自宅が海に近い人は、虫下しになる海草を採って売ったり、食糧難の時代には山林を開墾し畑にしてサツマイモを作って売ったりしました。

天草地方といえば、主な産業は漁業（漁師）、というイメージを持っていましたが、実際には、両親や実家の仕事が漁師という原告はおらず、意外でした。

3　炭鉱で働くようになった理由

高度経済成長が始まった昭和三〇年代になると、天草地方からも都市部に多くの人が働きに出ました。漁船は木造製からプラスチック製が主流になるなど林業の仕事が減って、現金収入の場も少なくなりました。

そのような状況の中で、よりよい現金収入を求めて、炭鉱で働くようになった原告が多かったのです。山林の日傭取りの日当が二五〇円くらいの頃に、炭鉱の坑内に入ると日当が四五〇円でした。さらに、採炭作業（石炭を掘り出す作業）の出来高で八〇〇円、九〇〇円をもらうこともありました。

原告らにとっては、炭鉱の仕事は農作業のかたわらでもでき、自宅から徒歩や自転車、バイクで通勤できるので、働きやすかったのです。

その一方で、原告らは、子供の頃から炭鉱で働いている多くの親戚や知り合いの人達を見聞きしていました。炭鉱や炭鉱夫（坑夫）について、例えば、「坑内は落盤とかあって危険である」「坑夫は『炭鉱んもん』と呼ばれており、刺青や顔の傷のある人などがいっぱいいる」などの悪いイメージを持っている原告も多くいました。例えば、一九五四（昭和二九）年二月二〇日、志岐《しき》炭鉱内でひどい水が出て一度に三六人が死亡する事故があり、家族から坑内で働くことを反対された人もいます。

じん肺のことについて、原告らは、何も知らないまま、それぞれの炭鉱で働き始めました。二人の原告だけは、炭鉱夫に「けい肺」という名前の病気があることを知っていましたが、ほとんどの原告は、「けい肺」はもちろんのこと「じん肺」という病気の名称も全く知りませんでした。原告の中には、過去に炭鉱で働いていた年寄りの人が、ぜいぜい言ったり、タンやセキをしているところを見た人もいましたが、「年をとったことによるものだろう。風邪などの病気によるものだろう」などと考えていました。よくタンやセキをする人のことを「タン症持ち」とよんでいたようです。

4　天草地方の炭鉱

天草地方の炭鉱は、主として天草下島の北部地方の炭鉱群と南部地方の炭鉱群に分けられます。北部地方の炭鉱としては、久恒鉱業㈱が経営する志岐《しき》炭鉱、日南産業㈱が経営する竹之迫炭鉱、個人が経営する大嶽炭鉱などがありました。時期にもよりますが、その他の小さな炭鉱を入れると、北部地方には一〇以上の炭鉱がありました。

南部地方の炭鉱としては、魚貫《おにき》炭鉱㈱が経営する魚貫《おにき》炭鉱、日満興業㈱ほかが経営する権現山炭鉱、個人が経営する旭無煙炭鉱、今富炭鉱などがありました。

志岐《しき》炭鉱などのある苓北町では、多いときには一〇〇〇人以上の人が炭鉱で働いていました。志岐《しき》炭鉱の本坑は正式には牛之迫炭鉱といい、他にも城下坑などの坑口がいくつもありました。志岐《しき》炭鉱の本工（正社員）はほとんどが天草の地元の人で、一番多い時期には四五〇名くらいいました。

5　炭鉱で働く労働者

原告らが行ってきた坑内の仕事は、主として掘進作業（坑道を掘り進める作業）や採炭作業です。それ以外は、石炭やボタ（石炭以外の土砂など）を入れるトロッコをワイヤーで巻き上げたり下ろしたりする機械（巻上げ機）の操作をしていた人や主にトロッコの配車をする作業（棹取り）をしていた人もいます。

天草の炭鉱では、掘進、採炭、支保工（坑道の支柱を立てたりする作業）の三つの作業をする人達を直接夫、それ以外の作業をする人を間接夫とよんでいました。

原告らは、全員が炭鉱を経営する会社等の正社員でした。

会社の正社員は、課長クラス以上の管理職員と役職のない一般職員に分けられます。一般職員は、企画・経理・監督等を行なう職員（技術職や事務職）と坑内外で様々な作業をする鉱員に分けられ、原告らは鉱員に含まれました。

同じ正社員でも、一般職員と鉱員の待遇は格段の違いがありました。例えば、一般職員の社宅と鉱員の社宅は別の地区に建てられており、建物の造作なども一般職員の社宅が格上の造作で作られていました。

それぞれの炭鉱には、原告ら正社員の鉱員のほかに、下請け業者の親方に雇われている労働者が多くいました。それらの労働者は「組夫」と呼ばれており、専用の炭住や納屋などに寝泊りをして、坑夫の仕事のうち、主として掘進作業をしていました。

下請け業者は「〇〇組」の名称を使用していたので、組夫と呼ばれていました。

組夫の人は、福岡や北海道などの遠方から来た人も多くいました。魚貫《おにき》炭鉱では、朝鮮出身の人達だけの社宅がひと並びあり、家族も一緒に住んでいました。志岐《しき》炭鉱では、東京オリンピック前の頃には、下請業者が四、五軒いて、一番大きな業者は約五〇人の組夫をかかえていました。労働者不足になると、下請け業者の親方の中には暴力団とつながりがあると思われるような人がいました。乱暴を働く組夫も増えて、組夫同士の喧嘩が多くなり、時には坑内からダイナマイトを持って上がって、夜に宿舎で爆発させたり、ビール瓶で頭を打ち割るなどしたこともありました。

しかし、組夫の人達は、炭鉱を経営する会社や下請業者の親方、地元の有力者等から、「正社員には一切手を出すな」と強く締め付けられており、組夫の人達と正社員の人達が交際することは全くありませんでした。仕事を終わった正社員と組夫が一緒に風呂に入っていましたが、組夫の人達が地元の正社員の人達に手を出したり、トラブルを起こすことはありませんでした。

6　炭鉱での給料

炭鉱での正社員の給料の計算方法は、「請け」と呼ばれ出来高による計算方法と定額の計算方法の二種類がありました。出来高は、掘進の場合は掘削して進んだ長さ（メートル当たりの単価）で、採炭の場合は採炭量（トロッコ一箱あたりの単価）で計算しました。

「請け」で計算する場合でも、給料の全額を出来高で計算するのではなく、一日に最低支払う金額（基本給）が定額で決まっていて、一定割合の出来高を超えた場合には出来高による金額を合算した金額を月給とするのです。

「請け」を希望する社員と定額を希望する社員数の割合は約半分くらいでしたが、「請け」の人がどうしても無理をして働くので、事故が発生する危険性が高かったのです。

天草地方の炭鉱では、給料の支給を月に二回にするところが多かったようです。例えば、志岐《しき》炭鉱では、月に二回の給料は、一回目は「見合い」といって半月分、二回目が前月末締めの精算で翌月二五日に支給されていました。昭和四〇年代の閉山が間近になると月に一回になりました。

志岐《しき》炭鉱では、昭和三〇年代の後半頃になると、人手不足となりました。そこで、会社は、掘進、採炭等行なう直接夫には月一七日出勤すると精勤賞を、間接夫にも満勤すると満勤賞を手当てとして出すようになり、原告らはそれが励みになりました。

下請け業者の組夫の人達は全員が、出来高計算の「請け」で給料を計算されていました。ですから、組夫の人達が掘進作業をどんどん進めて行って、採炭が間に合わないこともありました。

7　主な炭鉱の概要

①志岐《しき》炭鉱

志岐《しき》炭鉱は、海抜マイナス二八五メートルの深いところに水平坑道があります。志岐《しき》平野の下は蜂の巣のように坑道や採炭場所が広がっており、西にある東シナ海の海底を掘り進んでいます。坑口から作業する現場（切羽といいます）までは遠く、片道一時間近くかかっていました。志岐《しき》炭鉱では、掘削作業にかかる前に、地上や海上から先進ボーリングをして炭層や地質を把握していました。また、坑内での横孔ボーリングのよる地層や炭層の調査もしていました。石炭層の厚さは、場所によって違いますが、平均すると四尺（約一二〇センチメートル）ぐらいあり、天草では優良な石炭層でした。出炭目標は月一万トンで、最盛時の最も多い月には、一万一〇〇〇トン出炭していました。しかし、閉山間近頃には、月の出炭量は六〇〇〇トンくらいでした。

一方は労働時間八時間の三交代制で働きますが、八時間は坑口に入る時から坑口から出る時を計算しますので、往復約二時間は坑口と切羽を移動する時間になり、実際の切羽で働く労働時間は約六時間でした。

昭和四〇年以降になって、坑夫を乗せて移動する人車が導入されました。それでも人車は坑口から志岐《しき》小学校や苓北町役場の地下付近までしか行けないので、そこから切羽までは三〇分以上歩かなければなりませんでした。ですから、「請け」（出来高払い）で給料を計算している坑夫は、正社員、組夫にかかわらず、作業現場（切羽）での交代を行い、約八時間の作業時間を確保することで、出来高を増やしていました。この場合には、坑口から作業現場までの往復の約二時間は、賃金には計上されないサービス勤務になります。

志岐《しき》炭鉱の三交代制の勤務時間は、天草の他の炭鉱よりもそれぞれ三〇分早くなっていました。一番方が七時三〇分から一五時三〇分まで、二番方が一五時三〇分から二三時三〇分まで、三番方が二三時三〇分から七時三〇分まで、となっていました。

先進の坑道は、六尺×六尺の大きさが基本で、操業する坑道になると三メートル×三メートルくらいの大きさでした。

②魚貫《おにき》炭鉱

魚貫《おにき》炭鉱の坑道は、東シナ海の海底に延びており、海底の下で掘削し、採炭をしていました。石炭層は、厚いところは約六尺（約一八〇センチメートル）ありました。

掘進は一方三人、採炭一方四人から五人でした。一つの現場を三交代で仕事をしていました。一番方が八時三〇分から一六時まで、二番方が一六時から二四時まで、三番方が二四時から八時まで、となっており、一週間ごとに変わっていました。原告ら天草の地元の正社員は、一番方と二番方を交互にして、三番方はしない人がほとんどでしたが、その理由は、昼間に農作業をするためでした。

毎週日曜日は、採炭作業は休みで、トロッコのレールや排水に必要なポンプなどの機械を現場近くまで運んでいました。魚貫《おにき》炭鉱も先進の坑道は、縦横が約二メートルの大きさでした。

魚貫《おにき》炭鉱の新坑では、過去に塩汲み取り場として使用していた所の岩盤が割れて、そこから明治時代に掘った坑道に海水が流れ込んでいました。この海水を排出するために、四〇〇馬力のポンプを二台据え付けて、直径約八〇センチの太さの排水管を設置していました。海水が流れ込む周辺に孔を掘ってセメントを注入して地盤を固める工事も行っていました。

8　炭鉱での出勤から退社まで

原告らが炭鉱に出勤すると、最初に「着到所」と呼ばれる事務所に行き、自分の名札を、出勤を示す面にひっくり返して、事務員から出勤票をもらいます。自分が当日作業をする現場は分かっていますが、他の班に欠勤者が出たりすると、事務所の担当者から「今日は〇〇の現場に行ってくれ」と指示されることもあります。

次に、「着到所」から数一〇〇メートル離れた坑口近くの事務所に出勤票を出して、そこで着替えをし、隣の充電室でキャップやバッテリーを受け取ります。そして、坑内に入っていきます。

原告らが使用していたマスクは、炭鉱によってまちまちでした。例えば、会社がマスク本体を支給していた炭鉱がある一方で、売店で自分でマスク本体を買わなければならない炭鉱がありました。マスクの種類もさまざまでした。マスクの口や鼻があたる部分が、交換可能なフィルターになっているもののほかにスポンジになっているものもありました。スポンジ部分が粉じんで詰まると、水洗いするような仕様になっていました。しかし、作業をしている時に、フィルターの交換やスポンジの水洗いをする余裕はありませんし、すぐに粉じんで目詰まりして息苦しくなりますので、マスクを外して作業していました。

作業現場では、八時間の労働時間の半ば頃に、三〇分間から四五分間ほど、圧縮空気を送るコンプレッサーが停止して、削岩機などが使用できなくなります。原告らは、その時間に、より通気のよい涼しい場所に移動して、自宅から持参した弁当を食べ、水筒の水を飲んだりしました。水筒は五〇〇ミリリットルくらいのものを二本ほど持って来る人が多かったようです。坑内には飲料ができる水はほとんどなく、横孔ボーリングの際に偶然によい水が出た時にだけ飲み水として利用できました。

坑内には、たくさんのネズミがいました。原告らの中には、古い坑夫から「坑内には主（ぬし）がおり、ネズミは神様だ」「弁当の中身は坑外に持って出てはいけない」と言われ、食べ残した弁当は坑内のネズミのえさにしていました。坑夫の間では「ネズミのいっぱいおるところは安全だ」と言われており、実際にそうでした。

坑内での作業が終わると、事務所に戻り、キャップやバッテリーを戻して、風呂に入ります。

風呂の浴槽は二つあり、最初の浴槽の洗い場で体をよく洗いますが、最初の浴槽のお湯は真っ黒に汚れていました。二つ目の浴槽で、体をきれいにしていました。風呂は、地元の正社員の人も組夫の人も一緒に入っていましたが、組夫の中には刺青をしている人も少なくありませんでした。

原告の中には、炭鉱に勤め始めた頃に、真っ黒になった選炭婦（坑外で石炭の選別作業などをする女性）が一緒に風呂に入ってきて、背中を流してもらった人もいます。

炭鉱によっては、風呂の浴槽が一つしかないところもありました。

自宅が炭鉱から近い人は、会社の風呂には入らず、自宅の風呂に入る人もいましたが、何回洗ったり拭いたりしてもタオルが黒くなるくらい、汚れがひどかったそうです。

9　主な炭鉱の掘進作業について

志岐《しき》炭鉱では、掘進作業はほとんど組夫の人達が一方三人で作業をしていました。

最初の頃は、導火線を使用してダイナマイトを爆発させていました。このことを「発破をかける」といいます。導火線を使用するときには、導火線を長く切ったり短く切ったりして爆発する場所や時期を調節しなければなりませんでした。その後は、電気によって着火する発破になったので、作業がずっと楽になりました。

石炭以外の土砂や岩石などを全部「ボタ」と呼びます。最初の頃は、発破で出たボタは、木製の揺板（かきいた）やがんづめを使って、竹製の「ほげ」というかごに入れて、トロッコに積み込んでいました。坑夫は、前かがみでの作業が多く、腰痛を訴える人が多かったのです。その後、ロッカーショベルという機械が使用されるようになったため、ボタ積み作業も非常にさばけるようになりました。ロッカーショベルは、ボタを左右の腕で集めて、下からすくい上げて、トロッコに積み込む機械です。

志岐《しき》炭鉱では、ダイナマイトを詰める孔を掘るために湿式削岩機を使っていました。しかし、使用する水はトロッコに取り付けた約〇・五キロリットル（〇・五トン）の容量の木製のタンクに入れたものだけでした。その水は、作業をしていると早くなくなるので、なくなった以降は水を使用せずに削岩機を使わなければなりませんでした。坑道には、トロッコやロッカーショベルを動かすためにレールを敷きます。その部分の岩盤が地圧で盛り上がってくるので、半年や一年に一回くらいは、盛り上がった岩盤を削ってレールを敷き直すこともありました。原告らはこれを「盤打ち」と呼んでいました。

魚貫《おにき》炭鉱では、手作業で、揺板やがんづめを使って、ボタをエブ（竹製ですくい集めるもの）に入れて、トロッコに積み込んでいました。昭和四〇年代には、志岐《しき》炭鉱と同じようにロッカーショベルが導入されました。

魚貫《おにき》炭鉱では使用する削岩機はずっと水がでないものを使用し続けて、閉山の前くらいになって湿式削岩機になりました。

志岐《しき》炭鉱でも魚貫《おにき》炭鉱でも、平均して、一方（八時間）で一発破かけて、ボタを運び出し、H

鋼や松の木で、坑道の支柱や枠を作って、約一・五メートルほど進んでいました。

10　主な炭鉱の採炭作業について

志岐《しき》炭鉱での採炭作業は、石炭層に発破をかけて、ピックという機械を使用して、石炭層を壊して小さくします。そして、高い位置にある採炭場所から、低い位置にあるトロッコの中まで、トラフと呼ばれる約六〇センチ幅の半円形（ドラム缶を縦に半分切ったような形）のものを繋いで雨どい状態にします。小さくなった石炭を、スコップでトラフに入れると、石炭はトラフの中を流れて、トロッコの中に落ちるのです。閉山前頃には、発破は使用せずに、歯を回転させながら石炭層を掘る大型の機械が入ってきました。

魚貫《おにき》炭鉱での採炭作業も、発破を掛けて、ピックやトラフを使用してトロッコに積み込んでいました。

11　主な炭鉱での事故について

志岐《しき》炭鉱では、事故がよくあり、一九五一（昭和二六）年から閉山した一九七五（昭和五〇）年までの間に、五〇人以上が死亡しています。この中には、落盤事故だけでなく、多量な出水事故、トロッコに挟まれる事故などによって死亡した人も含まれています。坑内だけではなく坑外でも、選炭機に巻き込まれて選炭婦の女性が死亡するなど、機械化が進むことによって新たな死傷事故が発生するようになりました。

魚貫《おにき》炭鉱でも、採炭現場での落盤事故、トロッコが作業しているところに突っ込んでくる事故などがあり、死亡者も出ました。魚貫《おにき》炭鉱では、ガスが出て一三人が死亡する事故も発生しています。

原告数人も事故を経験しています。一番ひどい人は、坑内の事故で重傷を負い、約三年間大学病院に入院して合計七回の手術を受けました。傷口に粉じんがたくさん付き、化膿が進んで骨まで達しましたが、効果的な薬もなく、七回もの手術を受けたのです。

12 労働組合について

原告らが勤めた炭鉱には、労働組合がありました。原告らのように坑内外で様々な作業をする鉱員で構成する労働組合と企画・経理・監督等を行なう一般職員で構成する労働組合の二種類がありました。会社の管理職は非組合員ですし、下請の組夫の人達の労働組合はありませんでした。

また、魚貫《おにき》炭鉱のように、原告らのように坑内外で様々な作業をする鉱員だけで構成する労働組合のうち、第一組合と第二組合に分かれている炭鉱もありました。

原告らも全員が鉱員の組合に加入していました。

組合の役割は、会社との賃金交渉がほとんどであり、「請け」の場合の出来高の単価などを交渉していました。

魚貫《おにき》炭鉱では、一九五三（昭和二八）年四月から四九日間のストライキをしたことが新聞などで報道されています。その後も、ストライキをしていた炭鉱もありますが、原告らが働いている時にはほとんどストライキはありませんでした。

13　炭鉱での楽しかったこと

炭鉱で働いていて楽しかったことは、次のようなものです。月二回の給料。同僚、同じ仕事をする仲間とのいろいろな飲み会や仕事帰りの酒屋での一杯（ほとんど焼酎です）。今富炭鉱で会社ぐるみで行っていた「山の神様祭り」。景気のいい時には福岡市まで相撲見物に会社が連れて行ったこと。家族を養っていけたこと。

14　炭鉱でのつらかったこと

炭鉱で働いていてつらかったことは、ほとんどの原告は、仕事仲間が事故で死亡したことや負傷したことを挙げています。

そうした経験がない人は、暑く湿度が高く、狭く暗い坑内で粉じんにまみれた作業のキツさなどを訴えます。例えば、魚貫《おにき》炭鉱の近くの権現山炭鉱では、坑内の空気を坑外に排気する十分な機械がなく、排気が悪いばかりか、湿度や温度も高く、真夏ぐらいの状態でした。そのために、「第二おろし」と呼ばれる場所近くで採炭作業をする人達は、パンツも何も身に付けないスッポンポンで働いていました。理由は、汗や水分でビショビショになったパンツなどを着て作業をすると、股ズレなどを起こして仕事ができなかったからです。

15　炭鉱を辞めた理由と辞めた後の仕事

原告らが炭鉱を辞めた理由で、一番多かったのは、働いていた炭鉱が閉山したことです。一九七五（昭和五〇）年には、最後まで残っていた志岐《しき》炭鉱が閉山して、天草には炭鉱がなくなりました。

閉山以外には、過酷な仕事による腰痛で働けなくなったことや炭鉱の経営者や一緒に仕事をしていた人との喧嘩などでした。

原告らが炭鉱を辞めた後にするようになった仕事は、当時の年齢等の理由からさまざまです。実家の農業をしたり、山林の下草取り（日雇）、土木作業員、大工、左官になった人がいました。また、職業訓練校に行った後で鉄工所に勤めたり、魚の養殖業者に就職した人もいました。

16　じん肺について

原告らが、坂道を上ったりすると呼吸が苦しくなるとか、風邪を引くと長引いてセキやタンが続くなど、じん肺の初期の症状を感じるようになったのは、平成になってからが多いようです。炭鉱が閉山して一〇年以上経過し、原告らの体力が低下するに従って、じん肺が発症し、段々と悪くなってきたことになります。

原告らは、肺の機能が低下しており、血液や体内に酸素を十分送ることができませんので、体を動かすとすぐに体内の酸素が不足する状態になります。ですから、例えば一〇〇メートルくらい歩くと一休みして、呼吸をして酸素を取り入れないとそれ以上は歩けなくなります。

冷たい風を吸い込んだりするとセキが出たりするので、夏場でもエアコンはほとんど使用しませんし、扇風機もできるだけ弱い風量にして使用しています。夕方以降気温が下がってくると、呼吸をしにくくなります。冬場や夏場でも風邪を引いたりすると、セキやタンの発作があります。

風呂の湯船に体をつける時も、肩まで湯につけると水圧が肺を圧迫して苦しくなるので、乳首から下までしか湯につけることができない人もいます。冬場は体が温まらず、寒いまま風呂から上がっています。

原告らの妻などの家族も大変です。風邪を引かないように注意をしたり、夜にセキやタンの発作が出て、妻が眠れないようなこともあるので、別々の部屋に寝ている原告の少なくありません。

原告らは、これからじん肺がさらに悪化していくことを心配しながら、毎日の生活を送っているのです。

第5章　じん肺問題のこれから

西日本石炭じん肺訴訟弁護団長　岩城邦治

1　これまでの経過

じん肺訴訟の本格的な取り組みが始まってから、おおむね三〇年が経過しました。当初は個々の訴訟で勝利して原告の救済を図ることを目指した取り組みでしたが、個々の訴訟で勝利するためにも各地訴訟を横断的に結集していくことの必要性が確認され、全国じん肺弁護団連絡会議と東京支援連を中心とした運動の組織化が図られました。さらには、一九九〇（平成二）年から始まった全国じん肺キャラバンの取り組みの中で、制度要求運動の追求が始まりました。

運動の節目の一つは、一九九六（平成八）年の第七回全国キャラバンだったように思います。北松じん肺最高裁、伊王島じん肺一審、筑豊じん肺一審の各判決と、四国トンネルじん肺・細倉じん肺の各和解成立が続いた時期で、以後、焦点は「国に勝つ」の一点に絞られてきました。そうした時期に、「訴訟で国に勝つうえでも、じん肺患者の要求に反した制度上の問題点を掘り起こし、制度要求の組織化を図る必要がある」という確認が行われました。

制度要求の組織化というのは、原告はもちろん弁護士にとっても慣れない作業で、とりまとめはなかなか進まず、一年半ほどもかかってやっと「緊急三提言」をまとめることができました。それが、①トンネル現場での粉じん測定義務付けと、②管理2、3患者の原発性肺がん合併への労災補償、③管理2、3患者への健康管理手帳交付の三要求でした。一九九六（平成八）年の第七回全国キャラバンでこの緊急三提言を発表したのですが、当時は筑豊じん肺訴訟で国に勝てるかどうかも未知数といった状態で、緊急三提言実現の決意もまだ形成途上だったように思います。それが、西日本石炭じん肺訴訟提起の二〇〇六（平成一八）年のキャラバンのときに振り返ってみると、この三提言のすべてがすでに実現していました。それどころか、トンネルじん肺根絶訴訟では、責任四省庁との間の「じん肺政策の抜本的転換を図ること」を目的とした「合意書」が準備されるところまで運動は発展していました。筑豊じん肺訴訟の最高裁勝利判決にしても、トンネル根絶じん肺五判決にしても、二〇年に及ぶつらく苦しい訴訟と運動の積み重ねによって、やっと成果が花開いたのだと実感しました。

2　今後の課題

今後の課題として、二つの取り組みが必要だと思います。

一つは、二〇一五年までにじん肺を「根絶」する課題です。

ＩＬＯ／ＷＨＯは、各国政府に対して二〇一五年までにじん肺を根絶する取り組みを行うように勧告しています。この課題は実現できるでしょうか。残る期間はあと七年です。

わが国の場合、最も多く患者を出してきた鉱業についていえば、炭坑や鉱山自体が消滅しているので、患者数が減ることは明らかです。しかし、それは産業の消滅にともなった結果であって、根絶ではありません。トンネルの場合は、四省庁との「合意書」が真に生きてくれれば根絶につながると言えると思います。

問題はそれ以外の産業の粉じん現場です。見聞きする限りでは、造船や製鉄、窯業などの粉じん現場での防じん対策は旧態依然の状況にあるようです。三菱重工長崎、三菱重工下関、住友重機横須賀の各訴訟で確実に勝利するとともに、北九州労健連などと連絡をとりながら、製鉄や窯業でのじん肺発生に目を光らせる必要があると思います。

他の一つは、アスベスト被害救済の取り組みです。

この領域では、過去数十年にわたる膨大な量のアスベスト垂れ流しから、今後三〇年、四〇年という長期間にわたって中皮腫や肺がんの被害が出続けることになると思います。また、吹き付けアスベストやアスベスト建材を用いた施設・建物が大量にあり、その撤去・解体という難問もあります。

取り組みは始まったばかりで、問題を理解し被害救済に寄与できるスタッフを早急に組織していく必要があります。じん肺の場合と異なり、被害者は各地に孤立しており、被害者同士が連絡を取り合い情報を交換していくことがなかなか難しい状況にあるようです。こうした孤立した被害者が連絡したり相談できる救済のためのセンターを各地に準備していく必要があると思います。

福岡では、医師や民医連、福建労、新日鉄アスベスト問題を考える会、旧国鉄退職者の会、それに弁護士などで「アスベスト被害者救済ふくおかの会」を準備し、連携を取り始めたところで、制度補償とともに、被害賠償を求める相談なども入ってくるようになり始めたところです。

あとがき

西日本石炭じん肺熊本請求団事務局長　髙田正矢

私の父は、福岡県大牟田市にある三井三池炭鉱で働く炭鉱夫の人たちの送迎をするバスの運転手をしていました。私が生まれてから二〇歳の頃まで三井三池の炭住に家族で住んでいました。昭和五〇年代の幼い頃は、空き家もない程、多くの炭鉱夫とその家族が暮らしていました。外で遊ぶ時は、たくさんの友達が集まり、いろいろな行事が行われ、とても楽しかったことを覚えています。

父がお酒好きだったので、私の家では飲み会が多くあり、毎晩のように遅くまでにぎわい、それが当たり前のようになっていました。しかし、段々と石炭が採れなくなってきて、働いていた炭鉱夫も減っていき、次々と友達が引っ越していくのを寂しく見ていたこともありました。

私が炭住で過ごしている間には、体の不調で辞める人はおらず、「じん肺」という言葉さえ、誰も口にしていなかったと聞きました。当時は、私自身、じん肺問題に関わることなど思ってもいませんでした。

ところで、私は、この訴訟を準備するようになってから、天草に炭鉱があったことをはじめて知りました。それまで、何度となく足を運んでいた天草で、昔、石炭が掘られていたことなど、天草の綺麗な景観からは想像も出来ませんでした。

また、天草の炭鉱で働いた多くの人がじん肺に罹患し、未救済であることにも驚かされました。既に亡くなっている人も多く、また、改正じん肺法が施行された昭和三五年以前の就労しかないことから、国の責任を問うことができない人も多くいました。

天草のじん肺患者の中には、福岡の裁判所で筑豊じん肺訴訟が闘われている時に、「何としてでも勝利させんといかん。次は自分たちだ」と、何度も福岡の裁判所まで行き、一生懸命に支援している人もいました。筑豊じん肺訴訟と北海道石炭じん肺訴訟の成果のもとに提起された西日本石炭じん肺訴訟ですが、先行したこれらのじん肺訴訟を、長期にわたり一緒に闘ってきた姿が天草の地にもあったのです。

天草のじん肺患者も、同じ労働組合の組合員として共闘していたのです。熊本請求団は、全日本建設交運一般労働組合の組合員で結成し、「あやまれ、つぐなえ、なくせじん肺」を共通のスローガンとして闘ってきました。

これまで、全国で多くのじん肺闘争や裁判が行われてきました。これまでの成果が、この間のじん肺闘争すべての勝利につながっており、また、引き継がれてきました。西日本石炭じん肺訴訟では、新たに除斥期間の起算点の問題について法定合併症から起算するとの勝訴判決を勝ち取ったことにより、多くの原告が救済され、「じん肺問題に時効・除斥なし」との私たちの主張をさらに強固なものにしました。

西日本石炭じん肺熊本訴訟は、提訴後約二年半での画期的な全面解決をした熊本訴訟ですが、解決を前にして、志半ばでこの世を去った人たちを想うと残念でなりません。じん肺患者には「時間が無い」ということをあらためて思い知らされました。

現在、日本で石炭はほぼ掘られてはいませんが、今後も、新たにじん肺に罹患し療養を必要とする人は出てきます。また、同福岡訴訟の日鉄鉱業との闘争、トンネルじん肺根絶訴訟、アスベスト訴訟などが続けられており、じん肺問題はまだ終わっていないのです。

一日も早く、この世からじん肺が根絶されることを願っています。

資料編

1　天草炭鉱地図

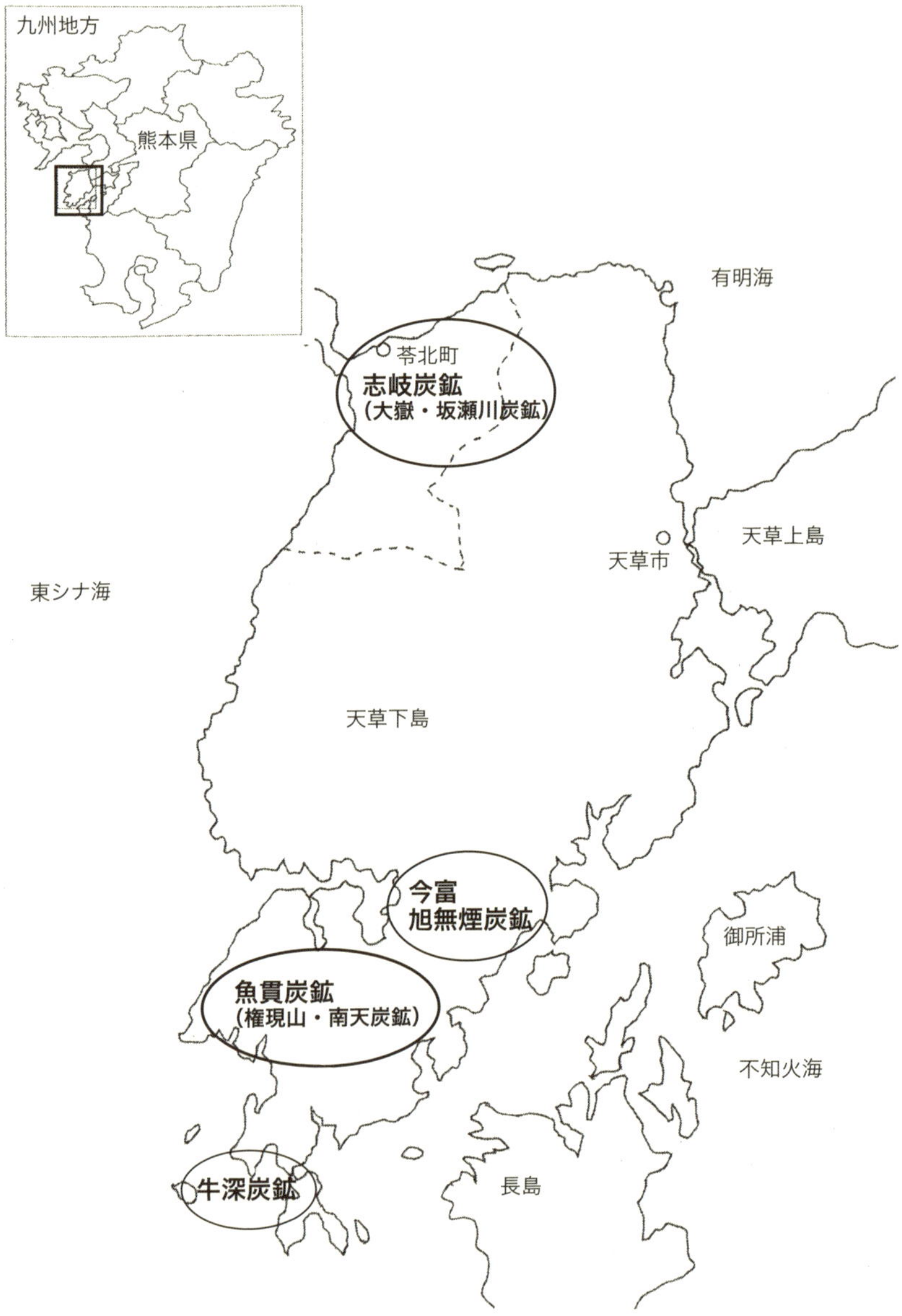
九州地方
熊本県
有明海
苓北町
志岐炭鉱
（大嶽・坂瀬川炭鉱）
天草上島
天草市
東シナ海
天草下島
今富
旭無煙炭鉱
御所浦
魚貫炭鉱
（権現山・南天炭鉱）
不知火海
牛深炭鉱
長島

2 石炭じん肺・トンネルじん肺の統計資料

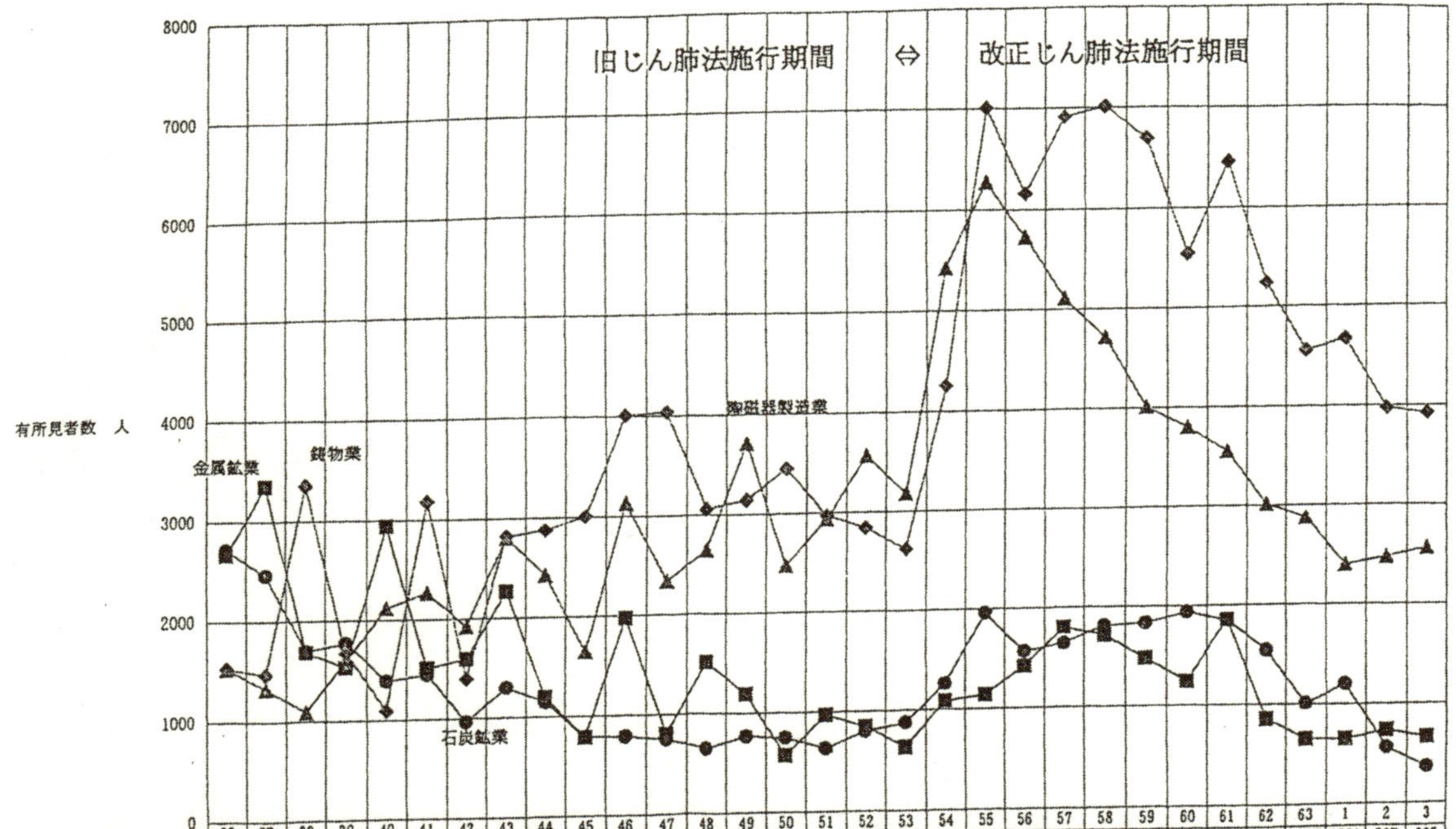

	36	37	38	39	40	41	42	43	44	45	46	47	48	49	50	51	52	53	54	55	56	57	58	59	60	61	62	63	1	2	3
―●― 石炭鉱業 有所見者数	2714	2453	1695	1771	1387	1444	963	1294	1142	791	787	750	646	765	744	633	797	869	1256	1955	1557	1635	1809	1832	1936	1847	1534	1007	1201	567	365
―■― 金属鉱業 有所見者数	2663	3345	1677	1526	2938	1509	1594	2264	1191	787	1973	800	1508	1189	571	966	840	630	1084	1137	1413	1794	1709	1475	1237	1853	853	658	651	737	665
―▲― 陶磁器製造業 有所見者数	1526	1321	1088	1590	2117	2264	1920	2799	2421	1642	3129	2336	2641	3707	2470	2933	3562	3178	5425	6267	5723	5105	4714	4004	3792	3546	3013	2876	2392	2470	2558
―◆― 鋳物業 有所見者数	1524	1466	3351	1674	1086	3178	1398	2813	2873	3003	4008	4040	3056	3141	3446	2969	2837	2613	4253	7011	6148	6914	7011	6690	5537	6452	5234	4558	4669	3968	3918

3　じん肺補償内容・管理区分表

筑豊じん肺訴訟控訴審判決における基準慰謝料額

(一)　管理２で合併症がない場合　　1000万円
(二)　管理２で合併症がある場合　　1300万円
(三)　管理３で合併症がない場合　　1500万円
(四)　管理３で合併症がある場合　　1800万円
(五)　管理４の場合　　2200万円
(六)　じん肺死（上記（一)，(三）でのじん肺死及び共同原因死）　　2300万円
(七)　じん肺死（上記（二)，(四)，(五）でのじん肺死）　　2500万円

改正じん肺法上の管理区分

じん肺管理区分		じん肺健康診断の結果
管理１		じん肺の所見がないと認められるもの
管理２		エックス線写真の像が第１型で、じん肺による著しい肺機能の障害がないと認められるもの
管理３	イ	エックス線写真の像が第２型で、じん肺による著しい肺機能の障害がないと認められるもの
	ロ	エックス線写真の像が第３型又は第４型（大陰影の大きさが１側の肺野の３分の１以下のものに限る）で、じん肺による著しい肺機能の障害がないと認められるもの
管理４		１　エックス線写真の像が第４型（大陰影の大きさが１側の肺野の３分の１を超えるものに限る）と認められるもの ２　エックス線写真の像が第１型、第２型、第３型又は第４型（大陰影の大きさが１側の肺野の３分の１以下のものに限る）で、じん肺による著しい肺機能の障害があると認められるもの

改正じん肺法上のＸ線写真の像の区分

第１型	両肺野にじん肺による粒状影又は不整形陰影が少数あり、かつ、大陰影がないと認められるもの
第２型	両肺野にじん肺による粒状影又は不整形陰影が多数あり、かつ、大陰影がないと認められるもの
第３型	両肺野にじん肺による粒状影又は不整形陰影が極めて多数あり、かつ、大陰影がないと認められるもの
第４型	大陰影があると認められるもの

4　天草労働基準監督署資料

じん肺労災認定件数

天草労働基準監督署

年度　業種	石炭鉱業	採石業	建設業	製造業	合 計
平成 10	12	1			13
平成 11	18	3		3	24
平成 12	8	3		1	12
平成 13	9	4	1	2	16
平成 14	9	4		1	14
平成 15	16	7	1	1	25
平成 16	4	9	1	2	16
平成 17	5	5	1	1	12
平成 18	4	1			5
平成 19	6	6	1		13

※業種については最終粉じん暴露事業場

2008年9月3日現在

事件の概要			備考
裁判所	請求額	業種	
東京地裁 仙台地裁 熊本地裁 札幌地裁 長野地裁 新潟地裁 金沢地裁 福井地裁 岐阜地裁 松山地裁 宮崎地裁	78億2100万円 50億7540万円	トンネル	
最高裁 福岡高裁	4億6200万円 3億5200万円	炭鉱	2007（H19）・8・1　一審判決 2008（H20）・3・17　二審判決 2008（H20）・9・24　一審判決
札幌地裁	12億5350万円	炭鉱	
大阪地裁	8億9100万円	アスベスト製品製造 近隣曝露	
大阪地裁	3300万円	建設	
大阪地裁	3300万円		
高松地裁	11億3850万円	石綿セメント管製造 家族・近隣曝露	
山口地裁 下関支部	1億560万円	造船	
東京地裁 横浜地裁	66億2200万円 15億4000万円	建設	
横浜地裁 横須賀支部	2億3500万円	造船	

（全国じん肺弁護団連絡会議提供）

5　関連裁判一覧表

現在係属中の主要じん肺事件一覧

No.	事件名（通称）	被告	事件の概要	
			原告数 ( ) 内は患者単位数	提訴年月日
1	全国トンネルじん肺根絶訴訟	ゼネコン各社	224名（204） 東京（17）・仙台（32） 熊本（69）・札幌（32） 長野（4）・新潟（23） 金沢（12）・福井（6） 岐阜（7）・松山（9） 宮崎（9）	２次提訴 2006（H18）・4・21 ３次提訴 2008（H20）・11・27
2	西日本石炭じん肺２次	日鉄鉱業 国・日鉄鉱業	40名（14） 45名（28）	2005（H17）・4・27 2007（H20）・3・22
3	新北海道石炭じん肺	国・三井・三菱他	806名（806）	2005（H17）・10・5
4	大阪泉南アスベスト １次〜５次	国	8名（8） 19名（18）	2006（H18）・5・26 2006（H18）・10・12
5	ＭＨゼネコン	鹿島建設・竹中工務店	1名（1）	2006（H18）・2・1
6	ＳＹトンネルじん肺	熊谷組	3名（1）	2006（H18）・8・9
7	リゾートソリューションアスベストじん肺	リゾートソリューション（株）	61名（33）	2006（H18）・10・24
8	三菱下関造船じん肺・アスベスト	三菱重工	3名（3）	2008（H20）・4・4
9	首都圏建設アスベスト	国・ニチアス・クボタ他44社	172名（172） 40名（40）	2008（H20）・5・16 2008（H20）・6・30
10	第３次住友（下請け労働者）アスベスト訴訟	住友重機	5名（5）	2008（H20）・7・11
			合計　1427名 （1333）	

6　筑豊じん肺最高裁判決、高裁判決、西日本石炭じん肺福岡訴訟判決要旨

筑豊じん肺訴訟控訴審判決（福岡高等裁判所第三民事部平成七年（ネ）第六四五号外、平成一三年七月一九日判決言渡）の判決要旨

（国の作為義務違反について）

以上に検討してきたところを総括すると、①被控訴人国（通産省・労働省）は、保安法及びじん肺法等の労働衛生関係法令に基づいて、省令を制定する等して石炭鉱業権者に対し、じん肺防止対策について規制し、指導監督する権限を有すること、②これら法令の諸規定の究極的な目的は、労働者の生命・健康に対する危険を防止し、労働者の健康を保持することにあり、専ら公益の保護のみを目的とするものではないから、これらの法令に基づく被控訴人国の規制権限等の行使によって個々の労働者が受ける利益は、間接的、事実上のものにとどまらず、国賠法上保護された法的利益に該当すること、③炭則による基準設定は、直接的には鉱業権者の国に対する義務内容を具体化するものであるが、同時に、炭鉱労働者の労働環境を規制する重要な法規範になり、その内容は、じん肺に関する労働環境についても多大な影響を与えるものであると認められ、これらの事実からすると、じん肺の発症経緯に関するその時点の医学的知見、じん肺防止対策に関するその時点の工学的知見等の下において、保安法の目的、性格及び炭則制定権限の性質等に照らし、その権限の不行使が、その許容される裁量の限度を逸脱して著しく合理性を欠くと認められるときには、炭則規定権限の不行使は、国賠法一条一項の適用上違法となると解される。

そして、前記第四の七で認定判断した事実の下においては、遅くとも被控訴人国（通産省）は、昭和三五年三月のじん肺法の成立に合わせて炭則を見直し、けい酸質区域指定制度を廃止するか、少なくとも指定基準を適正に改訂してけい酸質含有率を引き下げ、あるいは、同区域の内外を問わず、さく岩機の湿式化等の粉じんの生成・発散防止策を義務づける必要があったというべきであり、これらの措置をいずれもとらず、しかも昭和六一年に至るまでけい酸質区域指定制度を廃止せず、多くの炭鉱での湿式さく岩機の使用義務づけ等を行わなかったことは著しく不合理であり、その制度の保持が、本来的な粉じん対策を極めて限られたけい酸質指定区域に限定する

結果になり、坑内全域に適用される粉じん対策もあったものの、粉じんマスクを昭和六一年まで粉じん対策の代替策と位置づけ続けた上に、指導監督の不十分さもあって、非指定区域におけるさく岩機の湿式化、岩石掘進における散水等の粉じんの生成・発散防止策の整備を著しく遅らせ、粉じんマスクの設置・使用についても指導監督が不十分であったことから、炭鉱の大部分を占めるけい酸質非指定区域における粉じん対策が進展せず、炭鉱全体における粉じん防止対策は、けい酸質区域の上乗せ規制を非指定区域に適用しなかったことの不合理性を解消させるに足りるものとはいえない状況にあったから、結局、被控訴人国（通産省）が規制権限を適切に行使せず、けい酸質区域指定制度を基礎とした粉じん対策規定を昭和三五年四月以降も保持し続け、非指定区域における適正な粉じん対策の推進を阻害した行為は、労働者の生命・健康に対する危険を防止し、労働者の健康を保持することもその目的とする保安法等の趣旨に反し、その権限の不行使は、許容される裁量の限度を逸脱して著しく合理性を欠くものであり、その点において少なくとも過失があったというほかなく、個々の労働者との関係においても、違法であるといわなければならない。

（消滅時効の起算点について）

雇用契約の附随義務としての安全配慮義務の不履行に基づく損害賠償請求権の消滅時効期間は、民法一六七条一項により一〇年と解され、この一〇年の消滅時効は、同法一六六条一項により、上記損害賠償請求権を行使し得る時から進行するものと解される。そして、一般に、安全配慮義務違反による損害賠償請求権は、その損害が発生した時に成立し、同時にその権利を行使することが法律上可能となるというべきところ、じん肺に罹患した事実は、その旨の行政上の決定がなければ通常認め難いから、本件においては、じん肺の所見がある旨の最初の行政上の決定を受けた時に少なくとも損害の一端が発生したものということができる。

しかし、このことから、じん肺に罹患した患者の病状が進行し、より重度の行政上の決定を受けた場合においても、重い決定に相当する病状に基づく損害を含む全損害が、最初の行政上の決定を受けた時点で発生していたものとみることはできない。すなわち、じん肺の病像、その健康管理区分の決定手続、一審被告三者の粉じん職場等における本件従業員らの稼働状況と行政上の決定を受けた経緯等によると、じん肺には、次のような特殊性が存在する。すなわち、じん肺は、肺内に粉じんが存在する限り進行するが、それは肺内の粉じんの量に対応して進行するという特異な進行性の疾患であって、しかも、その病状が管理二又は管理三に相当する症状にとどまっているように見える者もあれば、最も重い管理四に相当する病状まで進行する者もあり、また、病状が進行する場合であっても、じん肺有所見の最初の行政上の決定を受けてからより重い決定を受けるまでに、数年しか経過しなかった者もあれば、二〇年以上が経過した者もあるなど、その進行の有無、程度、早さも、患者によって多様であることが明らかである。そうすると、例えば、管理二、管理三、管理四と順次行政上の決定を受けた場合には、事後的にみると、一個の損害賠償請求権の範囲が順次量的に拡大したにすぎないようにみえるかもしれないが、このような経過を辿る中の特定の時点の病状をとらえてみると、その病状が今後どの程度まで進行するのかはもとより、進行しつつあるのか、あるいは病状が固定しているのかさえも、現在の医学では確定することができないのであって、管理二の行政上の決定を受けた時点で、管理三又は管理四に相当する病状に基づく各損害の賠償を求めることはもとより不可能なことといわなければならない。以上のようなじん肺の病変の特質に照らすと、管理二、管理三、管理四の各行政上の決定に相当する病状に基づく各損害には、質的に異なるものがあるといわざるを得ず、したがって、重い決定に相当する病状に基づく損害は、その決定を受けた時に発生し、その時点からその損害賠償請求権を行使することが法律上可能となるものというべきであり、最初の軽い行政上の決定を受けた時点で、その後の重い決定に相当する病状に基づく損害を含む全損害が発生していたとみることは、じん肺という疾病の実態に反すること著しく、正当な解釈ということはできない。これを要するに、使用者の安全配慮義務違反によりじん肺に罹患したことを理由とする損害賠償請求権の消滅時効は、最初の行政上の決定を受けた時から進行するものと解するのが相当である（平成六年最判）。

ところで、このことは、じん肺が原因で死亡した場合についても当てはまるというべきである。すなわち、管理四の行政上の決定を受けた場合であっても、じん肺を原因として死亡する医学的蓋然性は不明であり、逆に、管理二又は管理三の行政上の決定を受けたにとどまるにもかかわらず、これより重い行政上の決定を受ける前に、じん肺を原因として死亡することもあるから、管理二ないし四の各行政上の決定を受けた時点では、じん肺を原因として死亡する蓋然性を前提に損害の賠償を求めることは不可能なことといわなければならない。したがって、じん肺を原因とする死亡に基づく損害も、管理二、管理三、管理四の各行政上の決定に相当する病状に基づく各損害とは、質的に異なるといわざるをえず、じん肺を原因とする死亡による損害賠償請求権の消滅時効は、死亡の時から進行すると解するのが相当である。

（除斥期間の起算点について）

被控訴人国は民法七二四条後段に定める除斥期間の起算点は、加害行為がされたときと解するのが相当であるから、本件では、本件従業員らの炭鉱離職日をもって、除斥期間の起算点とすべきであり、仮に損害発生の時をもって除斥期間の起算点と解するとしても、その損害の一部が発生したことが明らかとなった最初の管理区分決定を受けた日の翌日を起算点とすべきであると主張する。

民法七二四条後段は、「不法行為ノ時」を除斥期間の起算点と定めているところ、これを加害行為がなされた時と解する見解があるが、このように解すると、加害行為後長期間を経て初めて損害が顕在化する場合には、被害者の救済に悖ること甚だしく、極端な場合には、損害が発生する以前に、除斥期間が満了してしまうという不当な事態さえ生じかねないから、上記見解は採用できない。そうすると、「不法行為ノ時」とは、「不法行為の構成要件が充足されたとき」、すなわち、「加害行為があり、それによる損害が、客観的に（被害者の認識に関係なく）一部でも発生したとき」と解するべきである。

そして、前述のとおり、じん肺の病変の特質に照らすと、管理二、管理三、管理四の各行政上の決定に相当する病状に基づく各損害及びじん肺を原因とする死亡（共同原因死を含む。）に基づく損害は、その各決定あるいは死亡の時点において、それぞれの損害が発生したとみるべきであるから、結局、除斥期間の起算点も、最終の行政上の決定を受けた日あるいはじん肺を原因とする死亡の日と解するべきである。そうすると、被控訴人国の責任が認められた本件従業員ら中、除斥期間が経過した者はいない。

筑豊じん肺訴訟最高裁判決（最高裁判所平成一三年（受）第一七六〇号、平成一六年四月二七日判決言渡）の判決要旨

（国の作為義務違反について）

通商産業大臣は、遅くとも、昭和三五年三月三一日のじん肺法成立の時までに、前記のじん肺に関する医学的知見及びこれに基づくじん肺法制定の趣旨に沿った石炭鉱山保安規則の内容の見直しをして、石炭鉱山においても、衝撃式削岩機の湿式型化やせん孔前の散水の実施等の有効な粉じん発生防止策を一般的に義務づける等の新たな保安規制措置を執った上で、鉱山保安法に基づく監督権限を適切に行使して、上記粉じん発生防止策の速やかな普及、実施を図るべき状況にあったというべきである。そして、上記の時点までに、上記の保安規制の権限（省令改正権限等）が適切に行使されていれば、それ以降の炭鉱労働者のじん肺の被害拡大を相当程度防ぐことができたものということができる。本件における以上の事情を総合すると、昭和三五年四月以降、鉱山保安法に基づく上記の保安規制権限を直ちに行使しなかったことは、その趣旨、目的に照らし、著しく合理性を欠くものであって、国家賠償法一条一項の適用上違法というべきである。

（除斥期間の起算点について）

民法七二四条後段所定の除斥期間の起算点は、『不法行為ノ時』と規定されており、加害行為が行われた時に損害が発生する不法行為の場合には、加害行為の時がその起算点となると考えられる。しかし、身体に蓄積した場合に人の健康を害することとなる物質による損害や、一定の潜伏期間が経過した後に症状が現れる損害のように、当該不法行為により発生する損害の性質上、加害行為が完了してから相当の期間が経過した後に損害が発生する場合には、当該損害の全部又は一部が発生した時が除斥期間の起算点となると解すべきである。なぜなら、このような場合に損害の発生を待たずに除斥期間の進行を認めることは、被害者にとって著しく酷であるし、また、加害者としても、自己の行為により生じ得る損害の性質からみて、相当の期間が経過した後に加害者が現れて、損害賠償の請求を受けることを予期すべきであると考えられるからである。これを本件についてみるに、前記のとおり、じん肺は、肺胞内に取り込まれた粉じんが、長期間にわたり線維増殖性変化を進行させ、じん肺結節等の病変を生じさせるものであって、粉じんへの暴露が終わった後、相当長期間経過後に発症することも少なくないのであるから、じん肺被害を理由とする損害賠償請求権については、その損害発生の時が除斥期間の起算点となるというべきである。

西日本じん肺損害賠償請求事件（福岡地方裁判所第二民事部平成一七年（ワ）第一〇七二号外、平成一九年八月一日判決言渡）の判決要旨

（法定合併症の発症と消滅時効について）

管理又は管理三の行政上の決定を受け、かつ法定合併症にり患していると認められる者については、合併症にり患していない者との比較において、じん肺法上、作業の転換に関する勧奨や指示等（じん肺法二一条）の対象となることなく即座に療養の対象とされ、労災保険法上、労災補償給付が支給されている点からすると、その健康被害の程度が大きく、質的に異なる程度に至っているものということができる。そして、管理区分の決定に相当する病状に基づく損害自体には、法定合併症に罹患したことによって被った損害は含まれないというべきところ、じん肺に罹患したからといって必ずしも法定合併症が発症するとは限らず、管理区分決定を受けただけでは、法定合併症に罹患することを前提に損害の賠償を求めることは不可能であるから、法定合併症に罹患したことによる損害は、その認定を受けた時に発生し、その時点からその損害賠償請求権を行使することが法律上可能となるものというべきである。したがって、雇用者の安全配慮義務によりじん肺にり患し、かつ、法定合併症にり患したことを理由とする損害賠償請求権の消滅時効は、その旨の認定受けた時から進行するものと解するのが相当である。

（法定合併症の発症と除斥期間について）

前記一（二）に述べたとおり、法定合併症にり患したことによる損害も、管理二、管理三、管理四の各行政上の決定に相当する病状に基づく各損害及びじん肺を原因とする死亡に基づく損害と、質的に異なるものがあるといわざるを得ず、法定合併症にり患したことによる損害は、その認定を受けた時に発生したとみるべきであるから、法定合併症のり患による損害賠償請求権の除斥期間は、法定合併症の行政上の認定のときから進行すると解するのが相当である。

（弁護士板井俊介担当）

第3　和解条項

1　被告国（経済産業大臣）は，筑豊じん肺訴訟最高裁判所判決において，昭和３５年４月以降，石炭じん肺防止のための鉱山保安法上の規制権限を直ちに行使しなかったことが国家賠償法の適用上違法と判断されたことを厳粛に受け止め，関係の皆様にお詫びする。

2　被告国は，別表記載の原告らに対し，損害賠償金として，別表「総額」欄記載の金員及びこれに対する同「遅延損害金起算日」欄記載の日から支払済みまで年５分の割合による金員の支払義務があることを認める。

3　被告国は，前項の原告らに対し，前項の合計金員を，平成１９年１２月２５日限り，[redacted]銀行[redacted]支店にある西日本石炭じん肺弁護団事務局長山本一行《やまもとかずゆき》名義の普通預金口座（口座番号[redacted]）に送金して支払う。

4　被告国（経済産業省）は，鉱山におけるじん肺対策については，筑豊じん肺訴訟最高裁判所判決を厳粛に受け止め，鉱山保安業務に関し，粉じんに係る保安の確保に努める。

5　原告らはその余の請求を放棄する。

6　原告ら及び被告国は，原告らと被告国との間には，本件に関し，本和解条項に定める以外に，何らの債権債務がないことを相互に確認する。

7　訴訟費用及び和解費用は各自の負担とする。

裁判所書記官　　江　　藤　　浩　　盛

7　西日本石炭じん肺熊本訴訟の和解調書

これは正本である
平成19年10月24日
熊本地方裁判所民事3部
裁判所書記官　江藤浩盛
裁判官認印　裁判官認印

和　解　調　書

事件の表示　平成１７年(ワ)第４７４号，同第７９７号
平成１８年(ワ)第９６号，同第７１５号
期　日　平成１９年１０月２３日午前１１時３０分
場　所　熊本地方裁判所民事第３部和解室
受命裁判官　石井　浩
同　高田　美紗子
裁判所書記官　江藤　浩盛
出頭した当事者等　別紙「出頭者一覧表」記載のとおり

手続の要領等

別紙原告目録記載の原告らと被告間に次のとおり和解成立

第１　当事者の表示

原　告　別紙原告目録記載のとおり
同訴訟代理人弁護士　別紙原告ら訴訟代理人目録記載のとおり
東京都千代田区霞が関１丁目１番１号
被　告　国
同代表者法務大臣　鳩山　邦夫
同指定代理人　別紙被告指定代理人目録記載のとおり

第２　請求の表示

請求の趣旨・原因は，当庁平成１７年(ワ)第４７４号，同第７９７号，平成１８年(ワ)第９６号，同第７１５号事件各訴状，平成１９年９月１２日及び同年同月２０日付け「中断事由の届出（受継申立）及び請求の訂正申立書」各記載のとおりであるから，これらを引用する。

8　原告一覧表

号	患者氏名	住　所
1	故 山下辰己	熊本県天草郡苓北町
2	石本上一	熊本県天草市二浦町
3	市山 繁	熊本県天草市久玉町
4	尾上徳太郎	熊本県天草市魚貫町
5	金棒靖夫	熊本県天草市久玉町
6	西嶋 厚	熊本県天草市久玉町
7	根岸 貢	熊本県天草市牛深町
8	大友 猛	熊本県天草市河浦町
9	小林久人	熊本県天草市河浦町
10	竹下一行	熊本県天草市河浦町
11	中崎 孝	熊本県天草市河浦町
12	林 哲男	熊本県天草市河浦町
13	松下 悟	熊本県天草市河浦町
14	山内瑞祥	熊本県天草市久玉町
15	山本四雄	熊本県天草市河浦町
16	吉村唯志	熊本県天草市河浦町
17	寺田親人	熊本県天草市五和町
18	中元正秀	熊本県天草市五和町
19	三嶋義康	熊本県天草市五和町
20	山﨑 中	熊本県天草市親和町
21	中村昭三	熊本県天草市天草町
22	尾﨑恒春	熊本県天草市天草町
23	木下 一	熊本県天草郡苓北町
24	田中正喜	熊本県天草郡苓北町
25	田中美津雄	熊本県天草郡苓北町
26	田中年光	熊本県天草郡苓北町
27	戸北 博	熊本県天草郡苓北町
28	錦戸百司	熊本県天草郡苓北町
29	淵之上光男	熊本県天草郡苓北町
30	宮﨑守治	熊本県天草郡苓北町
31	高見 保	熊本県天草市亀場町
32	原田正詩	熊本県天草市本渡町
33	山川輝夫	熊本県天草市本町
34	島﨑義登	鹿児島県出水市住吉町
35	加藤 穂	熊本県天草郡苓北町
36	眞米治義	熊本県天草市河浦町
37	上野 認	熊本県天草市魚貫町
38	里﨑多積	熊本県天草市二浦町
39	里﨑登美雄	熊本県天草市魚貫町
40	冨平明義	熊本県天草市二浦町
41	平山正則	熊本県天草市二浦町
42	登 重由	熊本県天草市河浦町
43	山本憲雄	熊本県天草市河浦町
44	永野重俊	熊本県天草郡苓北町
45	故 道下 羊	熊本県天草市魚貫町
46	故 里﨑初松	熊本県天草市魚貫町
47	故 堀田正利	熊本県天草市魚貫町
48	北野松喜	熊本県天草市魚貫町
49	髙尾 登	熊本県天草郡苓北町
50	川端 隆	熊本県上天草市龍ヶ岳町
51	沢辺 久	熊本県天草市牛深町
52	林田 久	熊本県天草郡苓北町
53	髙野末則	熊本県宇城市小川町
54	山下滴郎	熊本県上天草市大矢野町

9　西日本石炭じん肺熊本訴訟　主要弁護団員

（福岡県弁護士会所属）

岩城邦治　　　西日本石炭じん肺訴訟弁護団長
山本一行　　　西日本石炭じん肺訴訟事務局長
小宮　学
出雲敏夫
原田直子
野林信行

（熊本県弁護士会所属）

板井　優　　　西日本石炭じん肺熊本訴訟弁護団長
原　啓章　　　西日本石炭じん肺熊本訴訟事務局長
三浦宏之
江越和信
寺内大介
田中裕司
宮崎耕平
中村輝久
板井俊介
北條将人

10 関連年表

西暦	元号	月日	出来事
一八五六	安政三		志岐村（現苓北町）から熊本へ石炭が積み出される
一八九五	明治二八		牛深炭鉱採炭開始
一八九七	明治三〇		牛深炭鉱の烏帽子坑操業開始
一九〇〇	明治三三		志岐・枡ノ水坑から富岡港までトロッコでの石炭積み出し開始
一九〇九	明治四二		魚貫・鷹ノ巣坑で賃上げストライキ
一九三三	昭和八		魚貫・権現山炭鉱で賃上げストライキ
一九四九	昭和二四		魚貫炭鉱でガス爆発、一九名が死亡
一九五三	昭和二八		魚貫炭鉱労組による夏季手当巡るストライキ。四九日間
			久恒炭鉱が志岐牛の迫に坑口を開く
一九五四	昭和二九	二月二〇日	志岐牛ノ迫炭鉱で出水事故、三六人が死亡
一九五八	昭和三三		魚貫炭鉱労組による労働協約改訂を巡るストライキ。六九日間
一九六〇	昭和三五	三月三一日	じん肺法成立
一九七三	昭和四八	五月	魚貫炭鉱閉山
一九七五	昭和五〇	六月	志岐炭鉱閉山。天草の炭鉱に終止符
		一二月二三日	共立陶業じん肺訴訟判決下される
一九八〇	昭和五五		水俣病国賠訴訟提起
一九八五	昭和六〇	一二月二六日	筑豊じん肺訴訟第一次提訴
一九九〇	平成二		全国じん肺キャラバン開始
一九九二	平成四		烏帽子坑旧牛深市の指定文化財に指定
一九九五	平成七	七月二〇日	筑豊じん肺訴訟福岡地裁飯塚支部判決が下される
二〇〇一	平成一三	七月一九日	筑豊じん肺福岡高裁判決が下される

二〇〇四	平成一六	四月二七日	筑豊じん肺最高裁判決が下される
		六月四日	北海道石炭じん肺訴訟で国が和解解決の上申書を提出
		一二月一五日	北海道石炭じん肺訴訟で殆どのじん肺患者七〇名と和解成立
		一二月一五日	北海道石炭じん肺訴訟で、じん肺患者九名の救済を認める全面勝訴判決が下される
		一二月二二日	北海道石炭じん肺訴訟で、国上告受理申立
二〇〇五	平成一七	二月	天草、大牟田・荒尾、福岡各地区で説明会開催
		四月三日	西日本石炭じん肺訴訟請求人団結成式開催（於飯塚市）
		四月一〇日	熊本訴訟請求団結成式
		四月二七日	西日本石炭じん肺訴提起（福岡地裁・熊本地裁）
		五月七日	西日本石炭じん肺熊本訴訟弁護団による天草現地調査。八日まで
		七月一四	北海道石炭じん肺訴訟で、最高裁、国の上告受理申立の不受理決定
		九月二日	熊本訴訟第一回口頭弁論期日。和解解決方針が確定
二〇〇六	平成一八	三月三〇日	熊本訴訟じん肺患者三名につき和解成立
		五月一二日	熊本訴訟じん肺患者一四名につき和解成立
		七月二六日	熊本訴訟二次提訴（じん肺患者数一一名）
		一〇月四日	熊本訴訟じん肺患者五名につき和解成立
二〇〇七	平成一九	二月一日	熊本訴訟じん肺患者八名につき和解成立
		二月八日	熊本訴訟三次提訴（じん肺患者数三名）
		四月二〇日	熊本訴訟四次提訴（じん肺患者数二名）
		七月三一日	熊本訴訟五次提訴（じん肺患者数二名）
		八月一日	西日本石炭じん肺福岡地裁判決下される
		八月九日	福岡地裁で国控訴断念し、和解が成立する
		一〇月二三日	熊本訴訟、じん肺患者二四名全員と最終和解成立

11　天草炭鉱業盛衰史年表

天保年間	志岐で露天堀の採炭を開始（天草案内）
〃	魚貫で薩摩人田島久兵衛が露天堀にて創業（天草案内）
明治　二年	魚貫の浦越で松尾岩吉ら創業（県統計）
七年	志岐・魚貫の各ケ所での創業が県に登録（県統計）
一三年	北部炭田四一坑中、盛八、微九、休一八、他八（苓北文庫）
一五年	志岐に廻炭社＝石炭商を創業（県統計）
一七年	北部炭田四六坑中、盛八、微六、休三二（苓北文）
〃	天草炭田に機械ポンプが初使用（県産業）
二〇年	一町田の日向坑を門松才造、秋田鍬三郎ら創業（古洞調）
二一年	志岐長迫炭鉱、仕操坑員四一人、水方坑員四一人（幸徳文）
二五年	一町田の奥河内坑を門松才造・島上熊吉ら創業（郡勢観）
〃	今富の小島坑を創業（復興天草）
〃頃	天草炭田に蒸気ポンプ、物資巻揚巻卸等使用（復興天草）
二六年	魚貫の中ノ鼻坑を宮地儀一が創業（古洞調）
二七年	志岐で安井新民が坑夫八〇人使用（県統計）
〃	魚貫で峯広吉が坑夫一〇〇人使用（県統計）
〃	魚貫の新山・山ノ鳥坑を日本煉炭ＫＫが創業（古洞調）
二八年	魚貫で松尾岩吉が坑夫六〇人使用（県統計）
〃	牛深の下須坑で南英吉・高取行三が創業（古洞調）
二九年	今富の小島坑を東洋無煙煉炭ＫＫが創業（古洞調）
三〇年	富津に天草炭業ＫＫ創業（県統計）

明治　三〇年	牛深の烏帽子に天草炭業ＫＫ創業（県統計）
〃	魚貫で帆足義兼が坑夫四〇人使用（県統計）
〃	志岐の桝ノ水坑・牛ノ迫坑を日本煉炭ＫＫが創業（久恒要）
〃	一町田の旭炭鉱を田中栄蔵らが共同経営（栄蔵略）
〃	志岐の桝ノ水坑より富岡港まで石炭輸送用鉄道敷設（復興天）
〃	牛深の下須坑で市木正太郎が二八人内女一〇使用（県統計）
〃	魚貫で城初太郎が坑夫二六三人使用（県統計）
三一年	魚貫の中ノ鼻坑を帆足義兼が創業（県統計）
〃頃	天草炭田も日清戦争後一時盛況、その後不況（県産業）
三二年	牛深の米淵坑で井野春毅が二五人内女五使用（県統計）
〃	富津の天草炭業ＫＫが男四五人女四〇人使用（県統計）
〃	牛深の天草炭業ＫＫ、工員男四七人内女八使用（県統計）
〃	魚貫の西浦越坑で浜崎伴七が一二〇人内女三〇使用（県統計）
〃	魚貫の中ノ鼻坑で一二〇人内女三〇使用（県統計）
〃	魚貫の南天坑を松尾岩吉らが創業（古洞調）
三三年	魚貫の山ノ鳥坑で峰広吉が四五人内女一五使用（県統計）
〃（〜四五）	志岐の枡ノ水坑より富岡港まで汽関車牽引輸送（復興天）
〃	魚貫の浦越坑で峯長太郎が二九人内女五使用（県統計）
三五年	坂瀬川の大岳坑を松山啓助が創業（古洞調）
四〇年	一町田の旭炭鉱が海軍艦船燃料として納炭（復興天）
〃	魚貫の丸山坑を小崎助造が創業（古洞調）
四二年	魚貫の鳶ノ巣坑で賃金問題等で打毀騒動発生（九日新聞）
〃	今年坑数、志岐六、魚貫五、一町田四、牛深二、富津・坂瀬川・都呂々各一

明治	四二年	都呂々の和久登坑を杉野月八が創業（古洞調）
	四四年	魚貫の日本煉炭ＫＫが山の鳥坑を閉山（古洞調）
	四五年	志岐炭坑より富岡港までの鉄道軌上を馬車牽引輸送（復興天）
	〃	都呂々の竹ノ迫坑を渡辺国重が操業（苓北役）
	〃頃	大正一一年まで魚貫の日本煉炭ＫＫが海軍用煉炭として納炭（郡勢観）
大正	一年	志岐で大東鉱業ＫＫが創業（古洞調）
	二年	魚貫の権現山坑を頼尊淵之助が頼尊鉱業所として創業（古洞調）
	四年	志岐の水無坑を木村磋九郎が創業（古洞調）
	〃	魚貫の権現山坑・南天坑に竪入坑道を開鑿（復興天）
	六年	魚貫の頼尊鉱業所を南海鉱業ＫＫ権現山炭鉱と改名（古洞調）
	七年	志岐の日本煉炭ＫＫが桝ノ水坑を閉山（古洞調）
	〃	志岐の大東鉱業が長迫坑ほかを閉山（古洞調）
	〃	今富の東洋無煙煉炭ＫＫが小島坑を閉山（古洞調）
	七・八年頃	志岐の年柄坑より積込場まで架空索道架設（復興天）
	九年	都呂々の竹ノ迫坑を中村啓次郎が操業（苓北役）
	九年頃	坂瀬川の鶴ノ尾坑を宮崎長松が操業（苓北役）
	一〇年	魚貫の日本煉炭ＫＫが新山炭坑を閉山（古洞調）
	一一年	魚貫の南海鉱業ＫＫが権現山第一坑を閉山（古洞調）
	一二年	都呂々の和久登炭鉱が同坑を閉山（古洞調）
	一四年	志岐の水無炭鉱ＫＫが同坑を閉山（古洞調）
	一五年	都呂々の涼松坑を木村磋九郎が創業（古洞調）
昭和	二年	都呂々の富士の山炭鉱を尾崎正一が創業（古洞調）
	〃	都呂々の柱岳炭鉱を高橋靖昌が創業（古洞調）

昭和三年	四月	一町田の旭炭鉱が海軍納炭満了（栄蔵略）
〃	六月	旭炭鉱、不況のため一時休止（栄蔵略）
〃		魚貫の昭和炭坑を同ＫＫが創業（古洞調）
四年		旭炭鉱が再開し、八幡製鉄納炭開始（栄蔵略）
五年	一一月	旭炭鉱が煉炭製造開始（架蔵略）
〃		天草の炭鉱に電力使用開始（復興天）
七年	三月	魚貫の権現山炭鉱第二坑を黒板鉱業所が創業（古洞調）
〃		旭炭鉱の芦刈坑を閉山（古洞調）
〃	一二月	旭炭鉱々主、田中栄蔵氏死去（栄蔵略）
八年	三月	今富炭鉱の中山水抜坑を山村勇・堤次吉ら創業（古洞調）
〃		魚貫炭鉱の第一坑を魚貫炭鉱ＧＫが創業（古洞調）
〃	九月	魚貫の権現山炭鉱で賃上斗争のストライキ発生（管内調）
九年	三月	権現山炭鉱の新斜坑を同ＫＫが創業（古洞調）
一〇年		坂瀬川の鶴ノ尾炭鉱を伊集院清が創業（古洞調）
一一年	四月	旭無煙炭鉱の中切斜坑を創業（管内調）
〃	五月	都呂々の和久登炭鉱を権現山炭鉱ＫＫが創業（古洞調）
〃		魚貫炭鉱合資会社が株式会社に変更（天炭田）
一二年	二月	坂瀬川の大岳炭鉱を桜井エイが創業（古洞調）
〃	六月	魚貫の南天草炭鉱ＫＫが水平坑道を開坑（古洞調）
〃		坂瀬川の鶴ノ尾坑を田尻義胤が創業（古洞調）
〃頃		牛深の天草炭鉱ＫＫが本坑を創業（古洞調）
一三年	四月	益田天草炭鉱を元重耕三が一・二・三・四坑を創業（古洞調）
〃		魚貫の南天坑を南天炭坑ＫＫが創業（古洞調）

昭和　一三年		都呂々の竹之迫坑を浅野セメントＫＫが創業（古洞調）
〃		都呂々の富士の山炭鉱ＫＫ（古洞調）
一四年	六月	魚貫炭鉱の第二坑を同ＫＫが創業（天炭田）
〃		都呂々の涼松炭鉱を木村磋九郎創業（古洞調）
一五年	二月	坂瀬川の鶴ノ尾炭鉱を閉山（古洞調）
〃	〃	坂瀬川炭鉱を九州無煙炭鉱ＫＫが創業（古洞調）
〃	三月	今富炭鉱の経営を堤次吉単独経営に移行（管内調）
〃	九月	魚貫の南天草炭鉱ＫＫが南天炭鉱ＫＫと改名（古洞調）
〃	〃	南天炭鉱の本坑を明瀬英之助が創業（古洞調）
一五年		都呂々の柱岳閉山（古洞調）
一六年	四月	魚貫炭鉱の経営を同ＫＫより日本電力へ移行（管内調）
一七年	五月	益田天草炭鉱閉山（古洞調）
〃		魚貫炭鉱の第二坑を日本電力創業（古洞調）
〃		旭炭鉱主田中仙之助氏死去、その後休業（管内調）
〃		浅野セメントＫＫの竹ノ迫炭鉱閉山（古洞調）
〃		都呂々の涼松炭鉱閉山（古洞調）
〃頃		都呂々の天竺炭鉱を山田徳太郎創業（古洞調）
一八年	四月	牛深炭鉱を日室硫黄鉱業ＫＫが創業（管内調）
〃	五月	旭炭鉱の中切坑閉山（古洞調）
〃		魚貫の中ノ山坑を田尻某翌年まで操業（古洞調）
一九年	八月	坂瀬川の鶴ノ尾炭鉱と坂瀬川炭鉱合併（古洞調）
〃	九月	大岳炭鉱を錦戸保・桜井エイが共同経営（天炭田）
〃		坂瀬川の大岳炭鉱閉山（古洞調）

昭和二〇年	二月	旭炭鉱を尾中義明・山口汜の両氏に譲受（管内調）
〃	六月	魚貫炭鉱の第一坑閉山（古洞調）
二一年	六月	今富炭鉱の新三坑を堤次吉創業（古洞調）
〃		益田今富炭鉱の第一・二・三・四坑を堤次吉が創業（古洞調）
〃		今富炭鉱の本坑を堤次吉が創業（古洞調）
〃	九月	牛深炭鉱の日室硫黄鉱業ＫＫは吾妻鉱業ＫＫと改名（古洞調）
二二年	四月	今富炭鉱の第五坑を堤養之助が創業（古洞調）
〃	八月	魚貫の南天炭鉱を再開（天炭田）
〃	一二月	今富炭鉱の第一坑を閉山（古洞調）
〃		志岐炭鉱の経営を日本電力より久恒鉱業へ移行（管内調）
二三年	六月	今富炭鉱の第二・三・四坑を閉山（古洞調）
〃		涼松炭鉱を木村清孝が再開（古洞調）
二四年	六月	旭無煙炭鉱の旭坑を尾仲義明が再開（古洞調）
〃	一一月	牛深炭鉱を吾妻鉱業ＫＫから牛深炭鉱ＫＫへ移行（古洞調）
〃	〃	牛深炭鉱の本坑を再開（古洞調）
〃	一二月	今富炭鉱の堤次吉死亡後は堤養之助に移管（天炭田）
〃	〃	魚貫炭鉱第一坑でガス爆発大事故一九人死（新聞）
二五年	一月	志岐炭鉱を久恒鉱業が取得（古洞調）
〃	一一月	魚貫炭鉱の第二坑を閉山（古洞調）
〃	〃	魚貫炭鉱の魚貫坑の五尺層開坑（古洞調）
二六年	七月	魚貫炭鉱ＫＫを久恒鉱業ＫＫより独立（管内調）
〃	八月	長迫炭鉱を同ＫＫが再開（古洞調）
〃	一一月	竹ノ迫炭鉱を日南工業ＫＫが再開（古洞調）

昭和 二七年	二月	志岐炭鉱の牛ノ迫坑を再開（古洞調）
〃	一〇月	魚貫炭鉱の久貫坑を開坑（古洞調）
〃		大岳炭鉱を桜井四郎の単独経営へ移行（古洞調）
〃		志岐の水無炭鉱を木村安宏再開（古洞調）
二八年	四月	志岐の長崎炭鉱を閉山（古洞調）
〃	七月	魚貫炭鉱労組が夏期手当要求大ストライキ、四九日間（新聞）
〃		亀浦・姫河内の若宮炭鉱を閉山（通産局）
二九年	二月	志岐炭鉱牛ノ迫で増水大事故、三六名死亡（新聞）
〃	七月	志岐炭鉱の大久保坑を開坑（久恒要）
〃		坂瀬川の小岳炭鉱を九州無煙炭鉱ＫＫ開坑（古洞調）
〃		涼松炭鉱を木村清孝が閉山（古洞調）
三〇年	五月	水無炭鉱を木村安宏が閉山（古洞調）
〃	六月	苓州炭鉱を同ＫＫが創業（古洞調）
〃		鞍附炭鉱を同ＫＫが創業（古洞調）
三一年	一一月	志岐の深江坑を久恒ＫＫが創業（久恒要）
三二年	三月	志岐の洋平坑を同ＫＫが開坑（古洞調）
〃	五月	竹之迫炭鉱を日南工業が閉山（古洞調）
〃	〃	小松炭鉱を大同鉱業ＫＫが創業（古洞調）
〃	六月	志岐の城下坑を久恒ＫＫが創業（古洞調）
〃		都呂々の天竺炭鉱を錦戸保が創業（古洞調）
〃		旭無煙炭鉱の尾仲義明が中切坑を創業（古洞調）
〃		坂瀬川の神鶴坑を木村栄子が翌年まで操業（古洞調）
〃	一二月	牛深の小森抗を牛深炭鉱ＫＫが翌々年まで操業（古洞調）

昭和三三年		南天炭鉱の閉山（通産局）
〃	三月	一町田の神山炭鉱を田中鉄二翌年まで操業（通産局）
〃	〃	魚貫炭鉱労組が労働協約改訂大ストライキ、六九日間（新聞）
〃	四月	志岐炭鉱の城山坑創業（久恒要）
〃	九月	魚貫炭鉱の中ノ浦坑を創業（古洞調）
〃	一〇月	鞍附炭鉱を同ＫＫが閉山（古洞調）
〃		天竺炭鉱を錦戸保が閉山（古洞調）
三四年	四月	天草無煙炭鉱を一〇月まで操業（古洞調）
〃	五月	水無炭鉱を岡部立雄が創業（古洞調）
〃		牛深炭鉱が富国石炭販売ＫＫの砂月炭鉱と改名（通産局）
〃		牛深掘ノ迫炭鉱を今富炭鉱ＫＫが創業（通産局）
三七年		今富炭鉱の五坑閉山（通産局）
〃	七月	苓州炭鉱の閉山（通産局）
三八年	九月	水無炭鉱の閉山（通産局）
三九年	九月	旭無煙炭鉱の中切坑閉山（通産局）
〃	一二月	砂月炭鉱の本坑閉山（通産局）
〃	〃	大岳炭鉱の本坑閉山（通産局）
四〇年	一月	小松炭鉱の閉山（通産局）
〃	四月	今富炭鉱の本坑閉山（通産局）
〃	六月	坂瀬川炭鉱の第三坑閉山
〃	一〇月	堀ノ迫炭鉱の本坑閉山（通産局）
四一年	三月	権現山炭鉱の新斜坑閉山（通産局）
四四年	二月	竹ノ迫炭鉱の第一杵坑閉山（通産局）

昭和　四四年　一一月	魚貫炭鉱の久貫坑閉山（通産局）
四五年　三月	魚貫炭鉱の魚貫坑＝丸山坑閉山（通産局）
四七年　五月	志岐炭鉱の城下坑閉山（通産局）
四八年　五月	魚貫炭鉱の中ノ浦坑閉山（通産局）
五〇年　八月	志岐炭鉱の牛ノ迫坑閉山（通産局）

資料出典名

（古洞調）―「古洞照合調査表」福岡通産局編　昭和三三年
（天炭田）―「伸び行く天草炭田」時事通信社編　昭和二七年
（管内調）―「管内実態調査書」熊本県警察編　昭和三二年
（久恒要）―「久恒炭鉱要図」久恒炭鉱編　昭和三三年
（栄蔵略）―「田中栄蔵略伝」一町田公民館編　昭和二九年
（県統計）―「熊本県統計書」熊本県編　明治一三～四三年
（県産調）―「熊本県産業調査書」熊本県編　大正一四年
（苓北文）―「苓北文庫」細川雄二郎編（年不明）
（天案内）―「天草案内」元田重雄編　大正一五年
（郡勢観）―「天草郡勢大観」井上昌彦編　昭和一四年
（復興天）―「復興天草の全貌」吉見敦英編　昭和三二年
（苓北役）―「苓北役場炭鉱資料」
（幸徳文）―「幸徳屋文書」旧志岐村幸徳屋（荒木家）

西日本石炭じん肺訴訟原告団・弁護団
連絡先：〒860-0078
熊本市京町1丁目14番33号　原法律事務所
(西日本石炭じん肺熊本訴訟弁護団事務局)
弁護士　原　啓章
電話　096-322-5787
FAX　096-322-5788

天草炭鉱・石炭じん肺の闘い

2009年3月28日　初版第1刷発行

編者 ――西日本石炭じん肺訴訟原告団・弁護団
発行者 ―平田　勝
発行 ――花伝社
発売 ――共栄書房
〒101-0065　東京都千代田区西神田2-7-6 川合ビル
電話　03-3263-3813
FAX　03-3239-8272
E-mail　kadensha@muf.biglobe.ne.jp
URL　http://kadensha.net
振替 ――00140-6-59661
装幀 ――佐々木正見
印刷・製本 ―中央精版印刷株式会社

ISBN978-4-7634-0542-7 C0036